王骏　甘泉　范跃星　刘昌华　著

医学影像成像技术案例对照辨析

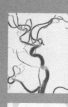

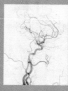

U0351841

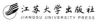

江苏大学出版社
JIANGSU UNIVERSITY PRESS

镇江

内容提要

本书通过日常工作中常见的一些失误或疏忽,阐述医学影像技术成像的相关知识和理论应用。书中 179 个案例对照辨析涵盖了医学影像中的 CR,DR,CT,MR,DSA 等 5 种成像技术,是我国第一部反映医学影像技术成功得失的原创专著,适用于从事医学影像技术学临床、教学、科研、管理等领域的工作人员,同时也是在校学生的良师益友。

图书在版编目(CIP)数据

医学影像成像技术案例对照辨析 / 王骏等著. —镇江:江苏大学出版社,2013.9
ISBN 978-7-81130-534-0

Ⅰ.①医… Ⅱ.①王… Ⅲ.①医学摄影－研究 Ⅳ.①R445

中国版本图书馆 CIP 数据核字(2013)第 217589 号

医学影像成像技术案例对照辨析
YIXUE YINGXIANG CHENGXIANG JISHU ANLI DUIZHAO BIANXI

著　　者/	王　骏　甘　泉　范跃星　刘昌华
责任编辑/	汪再非　张小琴
出版发行/	江苏大学出版社
地　　址/	江苏省镇江市梦溪园巷 30 号(邮编:212003)
电　　话/	0511-84446464(传真)
网　　址/	http://press.ujs.edu.cn
排　　版/	镇江新民洲印刷有限公司
印　　刷/	丹阳市兴华印刷厂
经　　销/	江苏省新华书店
开　　本/	890 mm×1 240 mm　1/32
印　　张/	8.75
字　　数/	252 千字
版　　次/	2013 年 9 月第 1 版　2013 年 9 月第 1 次印刷
书　　号/	ISBN 978-7-81130-534-0
定　　价/	36.00 元

如有印装质量问题请与本社营销部联系(电话:0511-84440882)

编著委员会

邢晓林　天津医科大学附属第一中心医院
张　乐　天津市第五中心医院
范跃星　武警山西省总队医院
杨　林　川北医学院附属医院
杨　奕　天津市第三中心医院
杨廷双　天津市汉沽医院
周恩利　天津市滨海新区大港医院
高　然　天津中医药大学第二附属医院
黄小华　川北医学院附属医院
盛太平　解放军空军水上村医院
韩丽君　天津安康医院
韩玉娟　天津市第三中心医院
魏世栋　天津医科大学第一中心医院

序

　　早在两年前,江苏大学出版社汪再非主任就提议写一部关于医学影像技术成功得失的原创专著,这使我眼前一亮,并迅即组织实施。2012年在太原召开的全国编委会上,此提议得到来自全国10余所高等医学院校从事医学影像技术临床、教学、科研、管理的多位一线专家的认可。本书最终由全国20余所临床教学医院的30余位一线专家共同创作而成。

　　众所周知,同样的仪器设备在不同的放射师手里所产生的图像质量迥异;即使是同样的仪器设备,在同一位放射师手里,面对不同的患者,所产生的图像质量也有可能完全不一样;甚至对于相同的仪器设备,同一名放射师对同一位患者的不同时间段所产生的图像质量也有可能存在差异;更何况千差万别的医学影像设备,不同素质的放射师面对各种受检人群所产生的图像更是大相径庭。这就需要对医学影像技术进行质量管理与质量控制;需要对整个成像链的方方面面进行质量保证;需要对仪器设备的性能进行综合评价;需要不断地提高放射师的综合素质,包括技术水平和自身修养。

　　为此,我们本着对同一位患者,利用同样的仪器设备所产生的图像质量进行对比分析的原则,探讨影像质量欠缺的原因,加以改善的措施,优质影像的好处,提高图像质量的技术方法。本书的学术价值不仅在于通过对照提高医学影像质量,而且可以通过某种技术的实施改善图像的质量。本书旨在通过总结日常工作中常见的失误或疏忽,阐述更多的相关理论知识和技术应用,使读者在学习的同时,通过前车之鉴获得同行的经验启发。

　　然而,医学影像的质量有时需要通过大剂量辐射才能获得,因此,患者被辐射的问题也就引起了全社会的广泛关注。如何在最低的放射剂量下获得能够满足诊断的影像是广大放射师所追求的目标。这不仅要合理使用低剂量,更要做到曝光剂量个体化,甚至要像当年接受具有一定灰雾的高千伏胸片那样,接受能够满足诊断的、具有一定噪声的数字化图像。不能单纯地为了所谓的"优质"影像而加大检查辐射剂量,更不能一味地为了减少伪影,而将已存在的胸罩金属扣在不影响诊断质量的情况下,再次残忍地给患者按下曝光手闸,以此片面追求"优质片",满足医院或是科室的所谓"门面与形象"。

　　当然,但凡一位成功的放射师都是从废片篓子里爬出来的,这就如同一位摄影艺术家,一旦达到某种境界,他将会视那些业余爱好者所拍摄的、自认为很优秀的照片整卷地视为废片。然而,医学影像不是艺术照,患者不会给放射师二次、三次甚至更多次的摄影机会,特别是对于危、急、重症患者不可能为放射师摆好姿势,而是要求放射师在给患者做医学影像学检查时能够在极短的时间内一次性成功,做到万无一失,这也是人们对医务工作者的要求。

　　在此,需要突出强调的是,本书不能作为任何医疗官司的凭证。这是因为,任何事件的发生和发展均有其独特的事发背景。就医学影像技术而言,不仅存在操作者的失误,而且还有很大一部分是仪器设备的原因、患者的原因(包括患者疾病的客观因素以及患者本身的主观因素),甚至患者的陪同人员都会对影像质量产生影响,加之不良的医疗环境、超负荷的工作量,以及医学影像科室的管理问题等,更何况就医学影像本身而言,仍存在许多目前无法解释的影像现象,还需要时间的考证与科学研究。因此,不能一出事就一味地把所有责任完全推给放射师,这是不公平的,也是不科学的,要多角度、全方位分析、考虑问题,作出不脱离事发背景的综合评价。

　　尽管我们努力将影像上出现的诸多问题囊括书中,但终因时间紧、任务重,加之各位专家还承担着繁重的日常工作,书中出现差错在所难免。为此,恳请各位同仁在百忙之中给予批评、指正,并在日常工作中细心积累相关医学影像数据,通过邮箱(yingsong＠sina.

com)或医学影像健康网(www. mih365. com)与我们交流,从而为本书的再版奠定基础。

最后,感谢江苏大学出版社的各级领导和老师多年来的合作与交流,他们为我们提供了一个充分展示才华的学术平台;同时,更要感谢全体主创人员,他们放弃大量宝贵的休息时间收集、整理、撰写资料,奉献了精力和智慧,实践了人生价值。

谨以此书献给那些在医学影像技术学第一线日夜辛勤工作的放射师们!

全军医学影像中心
南京军区南京总医院　王　骏
于 2013 年端午节

目录

第一章
X线成像技术案例对照辨析

第一节　检查准备

案例1:患者不适行胸部 X 线检查。

图 1-1-1:左下肺见引流导管,而患者未插引流管。

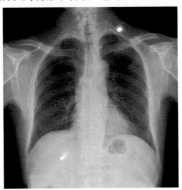

图 1-1-1

图 1-1-2:去除衣物后,未见明显异常。

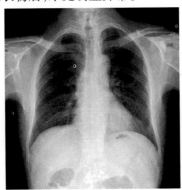

图 1-1-2

　　辨析:胸部 X 线检查患者应去除胸罩、项链、玉佩、膏药以及具有显影的纽扣、带油漆的衣物等,而本案例的意义在于即使是不显影的衣物,多层衣物的褶皱也同样会造成伪影。

案例2：患者因糖尿病入院行胸部正侧位检查。

图1-2-1：正位片上发现右下肺密度升高,肋膈角消失。

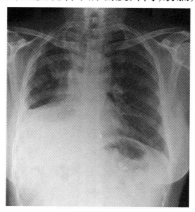

图1-2-1

图1-2-2：侧位片显示后肋膈角尚清晰。

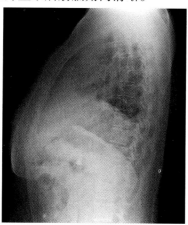

图1-2-2

　　辨析：经询问病史,患者曾因结核行右下肺切除术。书写诊断报告时,常因申请单不能提供相应病史,而需进一步询问病史,否则容易造成误诊。此案例如无侧位片,在临床未提供手术病史的情况下,容易误诊为胸腔积液。因此,放射师在检查时发现相应体征,应及时补充申请单内容,诸如:手术史、既往史。

案例 3：患者因长期遗尿行 X 线腰骶椎正位片检查。

图 1-3-1：儿童腰骶椎正位摄影被肠管内容物遮挡诊断区。

图 1-3-2：经肠道准备后重新拍摄显示骶椎隐形脊柱裂。

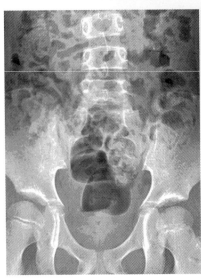 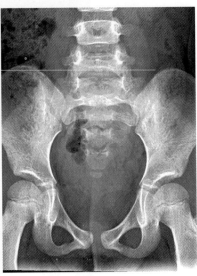

图 1-3-1   图 1-3-2

辨析：对于怀疑有脊柱裂的患儿，在拍摄腰骶椎照片前，应嘱其尽量排空肠管内容物，比如可直接通过直肠灌入适量开塞露，待其排便后再行摄影。同样，对于腰骶椎 X 线检查的患者也应与泌尿系平片检查一样做肠道准备，否则常常会因肠腔气体或做过胃肠造影而影响诊断区的显示。对于前者只需做肠道准备即可，而对于后者需间隔 1 周后待肠道准备充分后再行腰骶椎 X 线检查。

案例4:患者腹部疼痛、呕吐咖啡色物质就诊,临床初步诊断胃肠道穿孔,行立位腹部X线平片确诊。

图1-4-1:未显示横膈,无法诊断膈下是否有游离气体。

图1-4-2:显示横膈,未见膈下游离气体,排除消化道穿孔可能,但可见散在的小气液平。

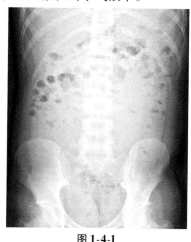
图1-4-1

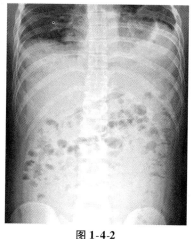
图1-4-2

辨析:对于腹部平片X线检查,有仰卧位腹部X线检查与站立位腹部X线检查。通常,仰卧位腹部X线检查用来诊断泌尿系结石,因此,其摄影范围应包括肾、输尿管、膀胱,为此,在仰卧位腹部X线摄影检查时应包括耻骨联合上缘。而对于站立位腹部X线检查,其检查的目的是为了诊断是否有消化道穿孔,需观察膈下是否有游离气体;或是为了诊断是否有肠梗阻,观察是否有气液平;甚至在造影中,诊断是否有胃下垂、肾下垂时,也需要拍摄腹部站立位X线片,需在摄影中包括膈肌。而本案例的意义不仅仅在于此,通常对于腹痛待查的患者因腹部疼痛而不能自行前往进行检查,常常需要平车推至医学影像科。因此,在进行X线摄影前需嘱患者适当站立几分钟(5分钟左右,视病情而定),目的是为了使气体,或气液平能够集中显示,利于明确诊断。此外,需嘱患者去除腹部所有金属纽扣、拉链、皮带、膏药、含油漆衣物等。

第二节　体位设计

案例 5：患者,外伤半小时,颈部疼痛,行颈椎 X 线检查。

图 1-5-1：因未强调寰枢关节的拍摄,致使体位设计不当,寰枢关节及寰椎两侧侧块被牙齿遮挡,无法诊断寰枢关节是否脱位、骨折等情况。

图 1-5-2：因与病情不符,矫正位置后专门拍摄寰枢关节,显示寰枢关节。

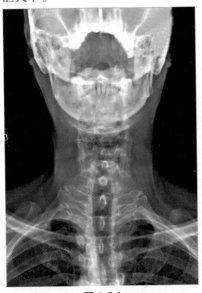 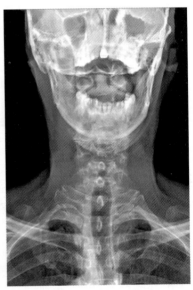

图 1-5-1　　　　　　　　　　　　图 1-5-2

辨析：在颈椎 X 线摄影后,当与病情不符时应考虑拍摄颈椎张口位。进行颈 1~2 椎体张口位摄影的目的是为了显示寰枢关节,为诊断齿突骨折、寰枢关节脱位及先天性异常明确诊断,在 X 线摄影时关键在于把握好体位设计。嘱患者头部稍向后仰(或头部稍抬高),使上颌门齿咬面至乳突尖的连线垂直于检查台面(或听鼻线与检查台面垂直),曝光时嘱患者尽可能地把嘴张大(或嘱患者发"啊……"音)。但有时头过于后仰,则容易使枕骨与齿状突重叠;头过于内收,则容易使上门齿与齿状突重叠。只有保持上门齿下缘与枕骨下缘连线一致,且中心线对准口角连线中点垂直射入,才可能更好地显示颈1、颈2椎体结构(齿状突、寰椎两侧侧块及寰枢关节对应关系),有部分病例因个体结构异常难于显示。为提高影像空间分辨力可采用小焦点摄影;为提高影像清晰度可采用较小的曝光野,以减少散射线给影像带来的灰雾;必要时,还可以进行近距离摄影,变相达到放大摄影的效果(放大率=1+肢片距/焦肢距,焦肢距减小,则放大率增大),以突出显示寰枢关节。对于摄影效果欠佳的患者,可采用自加断层摄影(嘱患者下颌做快速运动,利用低千伏、小毫安、长时间进行X线摄影,见图1-5-3)、数字融合X线体层摄影(只需X线球管运动1次,即可将一系列摄影图像快速采集,通过数字合成技术,像素位移—迭加程序进行图像重建,经过去模糊修正处理等一系列低剂量三维立体重建技术,避免层面以外组织结构的干扰,在显示器上展示兴趣区及其前后相关层面的连续多幅数字X线体层摄影照片),甚至还可进行CT寰枢关节的三维重组。此外,患者需去除活动性假牙、发夹、头饰等;对于伤势较重者需采取仰卧位,避免站立位给患者带来风险;放射师对患者进行体位设计时动作一定要轻柔,防止粗暴动作给患者带来二次损伤。

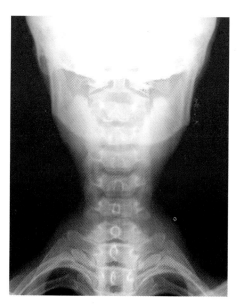

图1-5-3

案例6：患者上颌窦有痛感，行瓦氏位X线检查。

图1-6-1：上颌窦瓦氏位窦腔与颞骨岩部重合，影响上颌窦的全面显示。

图1-6-2：上颌窦显示充分。

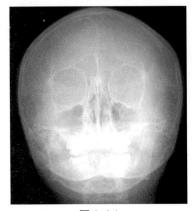

图1-6-1

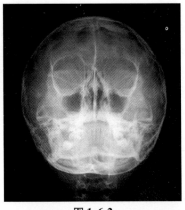

图1-6-2

辨析：上颌窦瓦氏位摄影体位应使头颅正中矢状面垂直于摄影台面，下颌骨紧贴台面，听眦线与成像板呈37°。当出现颞骨岩部与上颌窦窦腔重叠时，说明听眦线与成像板的角度小于37°。优质瓦氏位照片，上颌窦投影于眼眶下，呈倒置的三角形，颞骨岩部应投影于上颌窦以下。如果是给患儿做上颌窦瓦氏位X线摄影，当出现牙齿与上颌窦窦腔重叠时（见图1-6-3），说明听

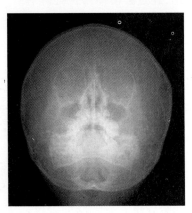

图1-6-3

眦线与台面的角度大于37°。由于儿童处于换牙期间，新生的恒牙还未将乳牙顶掉，造成患儿影像中出现双层牙齿，这给瓦氏位摄影增加了难度，要求听眦线与台面的角度必须精确，否则就有牙齿与上颌窦窦腔重叠或颞骨岩部与窦腔重叠的情况出现。

案例7：患儿因坠落伤左上肢活动受限入院检查,行锁骨正位X线检查。

图1-7-1：婴幼儿锁骨正位摄影因拍摄体位不标准,疑似右侧锁骨骨折。

图1-7-2：重新摄影右侧锁骨未见骨折。

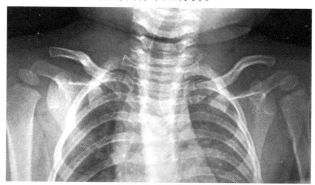

图1-7-1

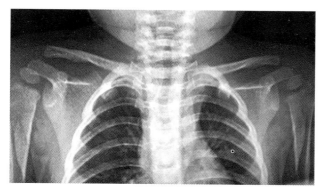

图1-7-2

辨析：对于疑似锁骨骨折的婴幼儿患者,应规范摄影体位。婴幼儿锁骨正位摄影体位要求：患儿仰卧于摄影床上,身体及头颅正中矢状面与摄影台面垂直,双侧上肢尽量下垂,手掌面向上置于身体两侧。中心线应向头侧倾斜10°入射摄影。对于成人的锁骨X线检查,为减少放大率,应使锁骨贴近摄影台面。

案例8:患者因乳房不适、胀痛行乳腺 X 线检查。

图 1-8-1:乳腺基底部见高密度影。

图 1-8-2:排除肋骨后显示乳腺软组织影。

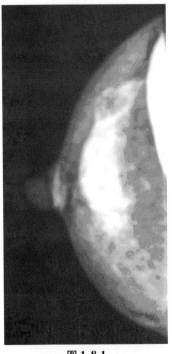 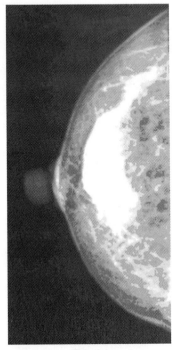

图 1-8-1   图 1-8-2

辨析:乳腺基底部见高密度影,为肋骨遮挡的阴影,影响乳腺基底部的显示。因此在头尾位(cranio-caudal,CC)上应把乳房向前牵拉,并把皮肤皱褶抚平,再适当力度地压迫乳房,使其完整显示乳腺全貌。对于摄影区域内有皮肤色素、痣、肿块等,放射师应在申请单上标明,甚至隆胸史、哺乳史也需注明。

案例9：患者咳嗽行胸部 X 线检查。

图 1-9-1：右上肺似见斑片状高密度影，因肋骨与锁骨的遮挡显示不清。

图 1-9-2：加照前弓位可清晰显示右上肺病变。

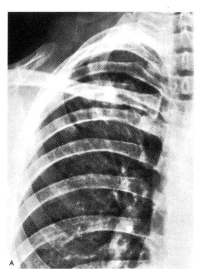

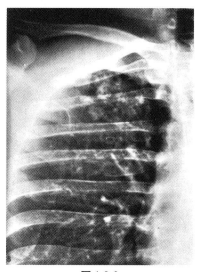

图 1-9-1　　　　　　　　　　　图 1-9-2

辨析：对于肺尖的病变，常因肋骨与锁骨的遮挡显示不清，这时可加拍前弓位，使锁骨投影在肺尖以上，这在一定程度上避免了因锁骨遮挡而影响疾病的诊断，使病变显示清晰。通常，患者双足分开约 30 cm，立于胸片架前 30 cm，使胸部冠状面与摄影台面约呈 45°。同时，需注意患者安全。

案例 10：外伤患者摄腕关节侧位片。

图 1-10-1：腕关节侧位摄影体位不标准。

图 1-10-2：尺、桡骨远端重叠。

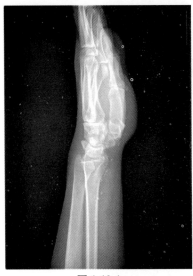

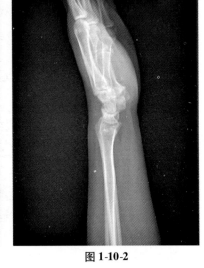

图 1-10-1 　　　　　　　　　　图 1-10-2

辨析：腕关节侧位片上尺、桡骨远端的显示对尺、桡骨远端对应关系的诊断有重要意义，掌骨及腕骨立面一定要垂直于摄影台面，若向前或向后产生倾斜，尺、桡骨远端对应关系都会出现分离现象，影响诊断。图 1-10-1 因摄影体位不标准，导致尺、桡骨远端不重叠，当采用标准的侧位摄影时，图 1-10-2 显示尺、桡骨远端重叠。这样特别是对于骨折患者的对位、对线、对轴的判断具有很高的诊断价值。

案例11：患者肘关节外伤摄肘关节侧位片。

图1-11-1：因摄影体位不标准，致肘关节面模糊，显示不清。

图1-11-2：摄影体位标准，关节间隙显示清晰。

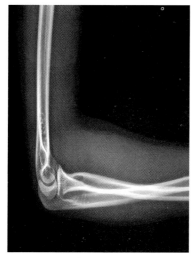　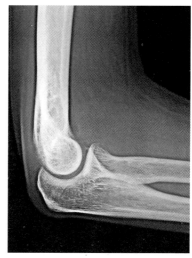

图1-11-1　　　　　　　　　　　　　图1-11-2

　　辨析：肘关节侧位要求屈肘90°，上臂与前臂水平摆位。X线中心线对准髁状突中心点垂直射入。造成关节面模糊，内、外上髁下边缘呈双边影的原因是，上臂与前臂体位设计没有达到水平，肩部及肱骨与前臂成角所致。当体位设计规范时，X线中心入射点向上（肩部）偏移，亦同样会发生内、外上髁下边缘呈双边影。这就要求肘关节屈位时尺骨纵轴线与肱骨纵轴线相交90°。标准的体位才会有肱骨滑车、内上髁、外上髁两侧重叠，下边缘呈单边影。尺骨鹰嘴两侧重叠呈单边，关节间隙显露充分，关节面清晰，鹰嘴紧包滑车，如"虎口含珠"。

案例 12：患者不适行肘关节 X 线检查。

图 1-12-1：肘关节正位体位设计不标准。

图 1-12-2：重新设计体位后清晰显示肘关节诸骨。

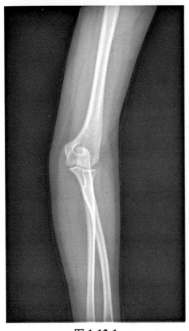

图 1-12-1   图 1-12-2

  辨析：肘关节正位 X 线摄影，在体位设计时需保持上肢水平正位，不能有肱骨的抬高或肘关节的倾斜。并且掌心向上，呈标准的正位，这样才会避免尺、桡骨过多地重叠，使关节间隙清晰显示。

案例13：患者腰椎术后行腰椎X线检查。

图1-13-1：腰椎侧位不标准,致使两手术钉分开显示。

图1-13-2：腰椎侧位标准显示,两手术钉完全重叠显示。

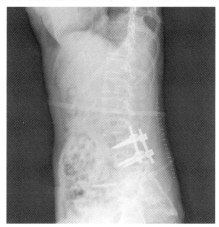

图 1-13-1

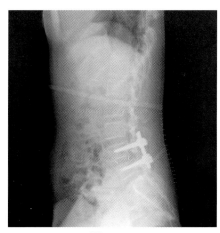

图 1-13-2

　　辨析：对于术后腰椎侧位的X线检查,临床医生常常需再观察术后情况,在标准的侧位片上两手术钉应完全重叠显示,利于手术效果的观察,且椎体无双边影。图1-13-1椎体呈斜位,有双边影。

案例14：外伤患者拍摄骨盆X线平片。

图1-14-1：骨盆正位摄影体位不规范易误诊。

图1-14-2：矫正体位设计后，股骨头、股骨颈及股骨粗隆形态完整显示。

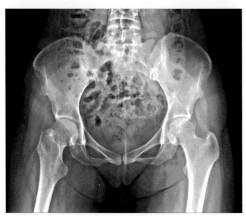

图1-14-1

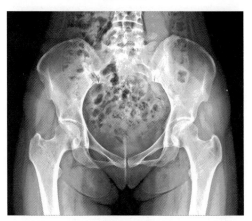

图1-14-2

辨析：第一次摄影所得图像右侧股骨头及股骨大粗隆形态显示不规整，股骨颈结构难以展示，给诊断带来困难。矫正体位设计后，股骨头、股骨颈及股骨大、小粗隆形态完整显示。在拍摄骨盆正位片时，需两下肢伸直，双足尖内旋10°~15°，拇趾对齐。

案例15:患者不适拍摄双髋关节 X 线正位片。

图 1-15-1:双侧髋关节位置不标准,小粗隆未显示。

图 1-15-2:双髋关节正位像,大、小粗隆显示清晰。

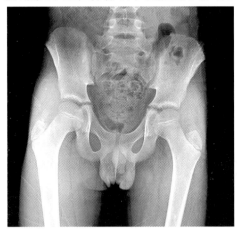

图 1-15-1

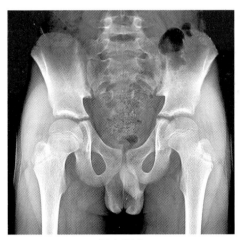

图 1-15-2

　　辨析:拍摄双侧髋关节正位片时双足脚尖向上,足尖内旋 10°~ 15°,拇趾对齐。标准的双髋关节正位片对疾病的诊断极为重要,可明确判断其是否正常发育或是先天性关节脱位等。

案例 16：患者腹痛行腹部站立位 X 线检查。

图 1-16-1：站立位腹部平片未见明显异常。

图 1-16-2：因平片诊断结果与患者病情不符,重拍站立位腹部平片,见膈下游离气体,诊断为肠穿孔。

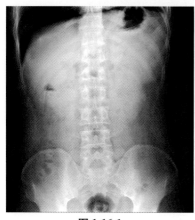

图 1-16-1 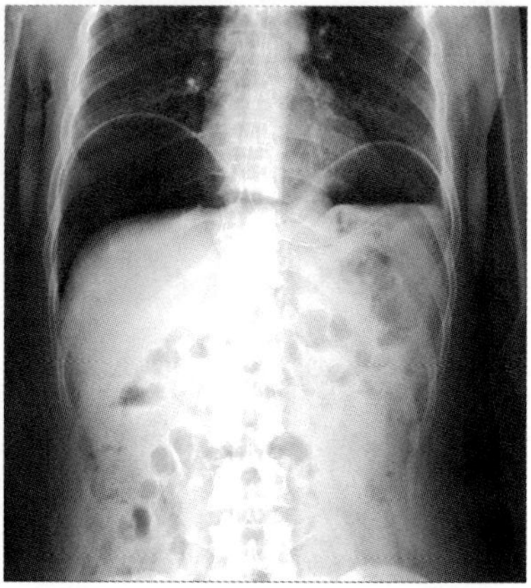　　　　　　　　　　　图 1-16-2

辨析：本案例的意义在于,对于正好包括膈肌时,如遇与病情不符,需向上或向下拍摄,以扩大其显示范围,从而弥补病情显示不足。图 1-16-2 因向上拍摄,显示"两轮弯弯的月亮"为膈下游离气体,诊断为肠穿孔,避免了漏诊。

案例 17：术后患者行股骨 X 线检查。

图 1-17-1：因器械遮挡，无法显示断端情况。

图 1-17-2：稍偏一定角度，使断端一目了然。

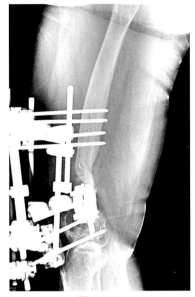 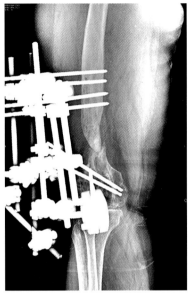

图 1-17-1　　　　　　　　　图 1-17-2

　　辨析：四肢 X 线摄影通常需拍摄正侧位 X 线片，当患者带有器械摄影时，或许通常的正侧位因器械的存在不能明确显示骨折端的情况。这时，作为放射师应对 X 线摄影体位进行灵活的设计，稍偏一定的角度即可避开器械，显示病情，不能照搬正侧位的教条。图 1-17-2 对于断端的连接、愈合、骨痂形成均能很好地显示。

案例18：外伤患者拍摄踝关节正位片。

图1-18-1：内踝、外踝、胫骨或腓骨与矩骨重叠，关节间隙显示不充分。

图1-18-2：胫骨、腓骨与矩骨构成内踝、外踝关节间隙显示充分，胫骨、腓骨小部分重合，足跖骨均倾斜。

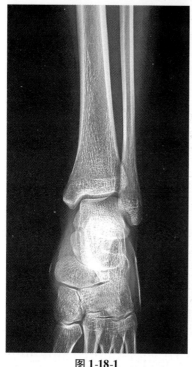

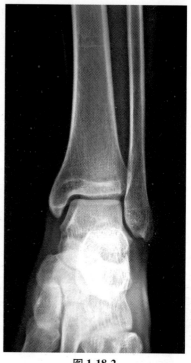

图1-18-1　　　　　　　　　　图1-18-2

辨析：小腿（胫腓骨）伸直、摆正，足尖、足背部略呈前屈，并向内侧倾斜10°~15°，倾斜角度过大或过小均可造成胫骨或腓骨与矩骨相重叠，关节间隙无法显示。X线中心线经内踝、外踝连线中点上1 cm垂直射入。这样，可使各关节间隙重叠少，显示清晰，尤其是胫、腓骨重叠大幅度减少。

第三节 全面显示

案例 19：患者因乳腺包块、胀痛摄乳腺 X 线片。

图 1-19-1：胸大肌和腋窝未包括完整。

图 1-19-2：重新拍摄后显示腋窝淋巴结。

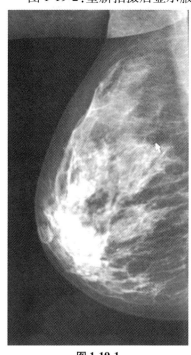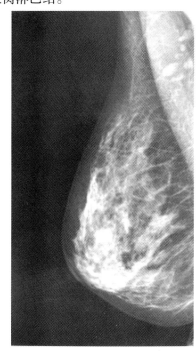

图 1-19-1   图 1-19-2

辨析：乳腺 X 线摄影，尤其是患者有乳腺包块时，应把胸大肌和腋窝包括在照片内，并尽可能多地包括乳腺组织，以清晰显示腋窝淋巴结。

案例 20：患者因摔伤下肢疼痛，活动受限行骨盆 X 线检查。

图 1-20-1：显示左侧髋关节骨折。

图 1-20-2：不仅显示左侧髋关节骨折，同时也显示右侧髋关节二次骨折。

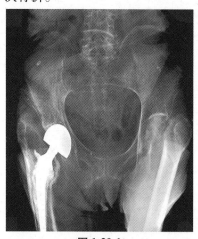 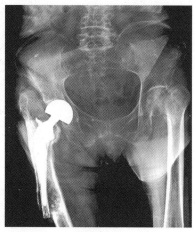

图 1-20-1   图 1-20-2

辨析：对于有关节置换的 X 线摄影，应包括整个手术钉，在不能全部包括的情况下，可以进行上、下两次拍摄。本案例为高龄患者，通常外伤后多为髋关节骨折。在拍摄时应主动询问患者并检查相应体征，以明确摄影部位。本案例因其关节置换未摄完整而再次拍摄后，显示关节置换术后因摔伤造成二次骨折。所以，对于四肢外伤的患者，首先要询问患者伤情，摄影时尽可能包括全部相关肢体，在包括不全时应包含靠近受伤较为严重一侧的关节。应特别注意的是，X线应尽可能将关节置换术中的钉子全部包括在内。

案例21：外伤患者行股骨X线检查。

图1-21-1：未见股骨明显骨折。

图1-21-2：显示股骨颈骨折。

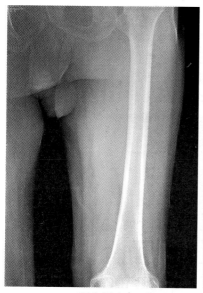
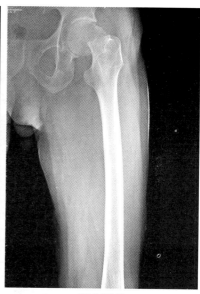

图1-21-1   图1-21-2

　　辨析：对于外伤患者应首先询问病史并行相应的体征检查，结合检查申请单进行X线检查。对于相应肢体包括不全时，应包括病情较重的一侧，或进行上、下两次检查，谨防漏诊。图1-21-2因询问病史后摄影包括病情反应较重的一侧关节，结果显示股骨颈骨折。

第四节 多角度摄影

案例 22：外伤患者行左肩关节 X 线检查。

图 1-22-1：左肩关节正位显示左第 4 肋骨骨折。

图 1-22-2：加照左前斜位片未见肋骨骨折。

图 1-22-3：再次加照右后斜位片显示左第 3 ~ 5 肋骨骨折。

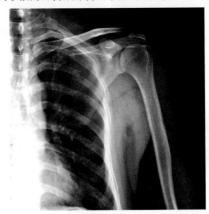

图 1-22-1

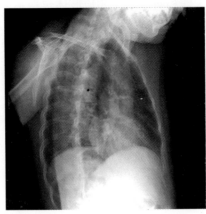

图 1-22-2

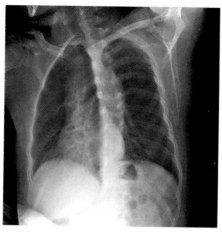

图 1-22-3

辨析：通常对于肋骨骨折的患者，在拍摄胸部正位片后，需根据病情加照左前斜位片或右前斜位片，当病变在左侧时需拍摄左前斜位片，当病变在右侧时需加照右前斜位片。然而，本案例在左前斜位片上不显示骨折，因此需考虑与其相对的右后斜位片，右后斜位片显示左第 3~5 肋骨骨折。由此可见，多角度拍摄对于病情显示的重要性。此外，还可以进行 X 线双能量减影、数字融合 X 线体层摄影、CT 三维重组以弥补显示的不足。

案例 23：患者因心衰行胸部正位 X 线检查。

图 1-23-1：因患者无法站立，行仰卧位检查，右肺野可见大片状高密度影。

图 1-23-2：加拍侧卧位水平摄影，可见胸腔积液。

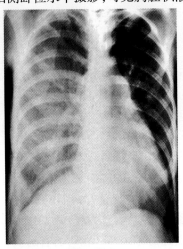

图 1-23-1

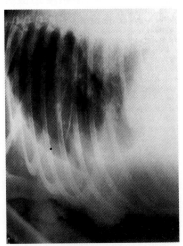

图 1-23-2

辨析：高密度影可能是积液，也可能是其他实质性病变。立位进行胸部 X 线检查时可以根据胸腔积液的液面高度来判断胸腔积液的量（图 1-23-3 为大量胸腔积液，图 1-23-4 为中等量胸腔积液，图 1-23-5 为少量胸腔积液）。然而，当患者因病情而不能站立时，常需行仰卧位胸部 X 线检查，其胸腔积液平铺在胸膜腔内，不能判断胸腔积液的量。为了明确胸腔积液的量，应进行侧卧位水平摄影。

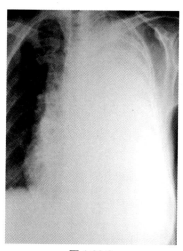

图 1-23-3

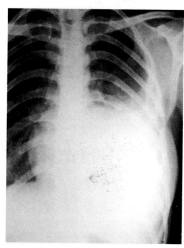

图 1-23-4

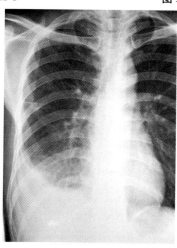

图 1-23-5

案例 24：患者因摔伤右髋疼痛、活动受限拍摄骨盆片。

图 1-24-1：正位片未发现阳性表现。

图 1-24-2：右髋侧位片上显示右股骨颈基底部骨折。

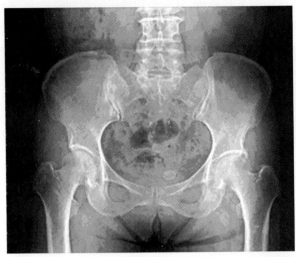

图 1-24-1

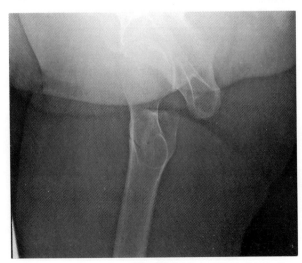

图 1-24-2

辨析:对于髋关节外伤的患者,不要单一地进行骨盆正位检查,在症状明显但正位片上未发现阳性表现时,可加照侧位片作为补充检查。同理,其他外伤患者如有肋骨骨折、椎体骨折等情况,应加照侧位或斜位片作为补充,以全方位显示来明确诊断。

案例 25：患者因外伤行膝关节 X 线检查。

图 1-25-1～1-25-2：膝关节正侧位未见明显异常。

图 1-25-3：加照髌骨轴位显示骨折。

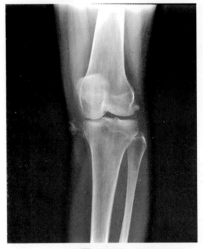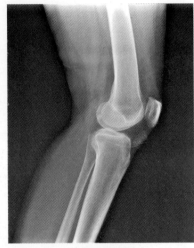

图 1-25-1   图 1-25-2

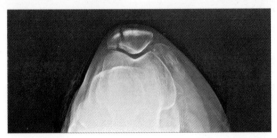

图 1-25-3

辨析：在 X 线摄影结果与临床完全不相符时，应考虑多角度进行 X 线摄影检查。对于膝关节 X 线检查，通常进行正侧位摄影，必要时可进行髌骨轴位摄影，甚至斜位摄影，以弥补显示不足。同理，对于跟骨在侧位显示不佳时也可考虑轴位显示。

第五节 添加标记

案例26：患者因头颅外伤行 CR 检查。

图 1-26-1：头颅 CR 照片显示软组织影像。

图 1-26-2：头颅 CR 照片显示骨骼影像。

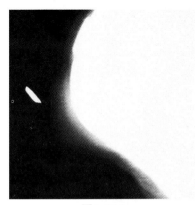
图 1-26-1

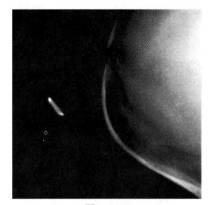
图 1-26-2

辨析：为观察颅骨局部的骨质及软组织，尤其是头颅外伤后的血肿，需观察颅骨内外板是否有损伤及凹陷性骨折，甚至为了测量骨折累及范围及颅骨局部凹陷深度，在影像不能满足丰富层次时，可考虑分层次显示。为突出软组织包块可专门显示软组织窗，以明确外伤的部位；为突出显示骨骼可考虑通过骨窗来显示，以明确骨骼是否有损伤。而对于头颅外伤，尤其是具有包块或凹陷性骨折时需照切线位。通常在外伤部位放置"0"，其一是为了明确外伤部位，其二是为了检查切线是否到位。如果摄影结果是"1"，则说明此切线位成功；如果最终显示仍为"0"，则说明没切到位，需要重新进行 X 线切线位摄影。

案例27:患者为新生儿,拟诊先天性肛门闭锁,摄腹部倒立X线侧位片。

图1-27-1:肛门处没有贴标记,无法测量直肠盲端与肛门之间的距离。

图1-27-2:在肛门处加铅号码标记,可以明确测量直肠盲端与肛门之间的距离。

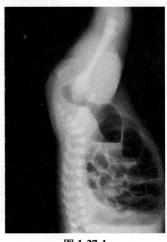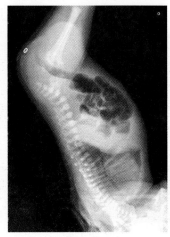

图1-27-1	图1-27-2

辨析:新生儿腹部倒立侧位的摄影目的,是为了测量直肠盲端与肛门之间的距离,以便给临床提供手术方案。其照片影像无法显示肛门准确位置,必须在肛门部添加标记来确定其位置。否则,将无法测量直肠盲端与肛门之间的准确距离,无法为临床提供准确数据。通常,患婴出生后20小时左右是摄片的适当时间,此时气体进入直肠盲端。新生儿腹部倒立侧位影像必须显示出肛门的准确位置;如使用数字影像,照片打印应使用图像原始大小,或在影像上添加测量数据,或将标尺(比例尺)打印在照片上,以便测量。图1-27-2在肛门处加铅号码标记,气体充盈到达直肠盲端,可测量间隔软组织的距离,如加上摄影标尺就更加完美了。此外,在腹部倒立侧位X线摄影时千万注意安全。还有一些X线摄取相关定位片时亦需加标记,其主要目的是为手术确定部位。

第六节 检查状态

案例28:患者摄鼻咽腔侧位X线片。

图1-28-1:鼻咽腔侧位未显示腺样体与鼻咽腔气道位置关系。

图1-28-2:照片显示腺样体大小主要是通过观察腺样体压迫气道情况来判断。

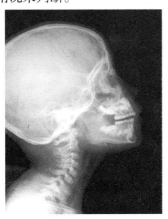 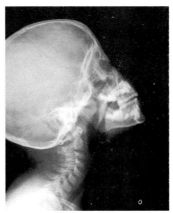

图1-28-1 图1-28-2

辨析:图1-28-1中鼻咽腔侧位并没有鼻咽腔气道的显示,无法判断腺样体大小。造成腺样体未显示的原因主要有两个,一是摄影体位不规范,二是曝光时机没把握好。规范的摄影体位要求患者站立于摄片架前,成侧立位,双足稍分开,使身体站稳。外耳孔置于照射野中心,照片上缘包括顶骨,下缘包括第六颈椎。患者头向上抬起,使听鼻线平行于摄影台面横轴,下齿包上齿(即"地包天",这样可以使下颌支不重叠于颈椎椎体);曝光时机应该选择在用鼻吸气时曝光。中心线对准外耳孔前方2 cm处垂直射入。鼻咽腔侧位要求照片对比度良好,清晰度好,腺样体显示良好,气道清晰可见,蝶鞍成标准侧位,颈前气道也应清晰显示。同理,为增加自然对比,在拍摄胸片、肩关节穿胸位需吸气后屏气曝光。

案例 29：患者因外伤行颈椎 X 线检查。

图 1-29-1：疑似颈椎骨折，但与患者伤情的严重程度不符。

图 1-29-2：叮嘱患者制动后摄影，颈椎未见明显异常。

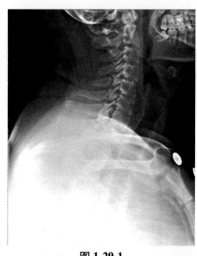 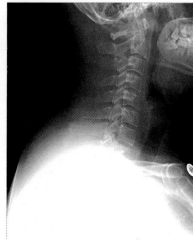

图 1-29-1　　　　　　　　　　　图 1-29-2

辨析：患者在 X 线摄影过程中有时会因种种原因而移动体位，通常在移动幅度较大时放射师能够明确判断移动模糊伪影便可立即重照。而对于轻微移动的患者有时移动伪影不易察觉，这时放射师需在摄影完成后认真阅读 X 线片，一旦发现伤情与平片结果有可能不一致，应立即重拍，以最终确认病情。当摄影体位不易固定时，要求放射师动作迅速，嘱咐患者屏气、保持稳定；或采用大毫安、短时间曝光。在陪伴人员帮助患者固定时需注意陪伴人员的 X 线防护。此外，放射师也应该懂得一些诊断知识。

案例 30：患者颈部不适，行颈椎过伸过屈位 X 线摄影。

图 1-30-1：颈椎过伸位未见明显异常。

图 1-30-2：颈椎过屈位显示颈椎纵轴线成角。

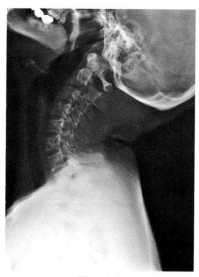 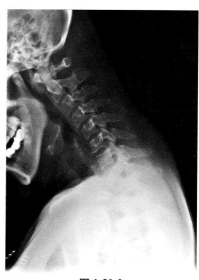

图 1-30-1　　　　　　　　　　　　图 1-30-2

　　辨析：有时在颈椎常规正侧位检查未见明显异常时可进行功能位检查，本案例在过伸位上未见明显异常，但在过屈位上显示颈椎纵轴线成角。同理，还有腰椎的过伸过屈位、颞颌关节张闭口位，这些均可通过多次拍摄的功能位以弥补 X 线静止图像的不足。

案例 31:患者因咳嗽行胸部 X 线检查。

图 1-31-1:膈上病变不能清晰显示。

图 1-31-2:复查时显示右下肺膈上空洞。

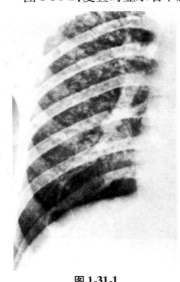
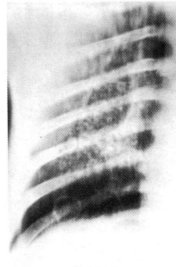

图 1-31-1   图 1-31-2

辨析:通常进行胸部 X 线检查时需嘱患者大口吸气后屏气曝光,否则会因吸气不充分,致使肺膨胀不完全,膈肌不能充分下降显露肺野,掩饰肺底病变。同理,图 1-31-3 ~ 1-31-4 为未充分吸气的肺野与充分吸气后屏气曝光的肺野,后者乳腺影、肋膈角、膈肌显示清晰。

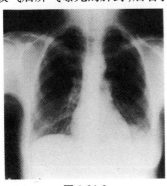
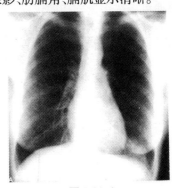

图 1-31-3   图 1-31-4

案例32：拟诊泌尿系统结石患者行腹部X线检查。

图1-32-1：因患者呼吸移动造成伪影，未见明显结石。

图1-32-2：X线摄影时嘱患者屏气，明显显示右肾结石。

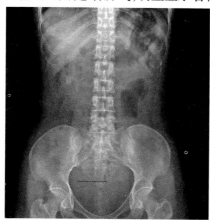

图1-32-1

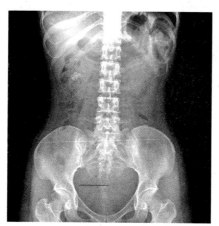

图1-32-2

　　辨析：通常在进行腹部平片X线摄影时应嘱患者呼气后屏气曝光，以减少患者因呼吸造成的移动模糊伪影，避免移动模糊伪影造成漏诊的可能性。需呼气后屏气曝光的除了腹部平片检查外，还有膈下肋骨的X线检查。

第七节　摄影条件

案例 33：患者行髋关节 X 线检查。

图 1-33-1：因 X 线摄影条件过高，造成股骨大粗隆显示不佳。

图 1-33-2：降低 X 线摄影条件，股骨大粗隆显示清晰。

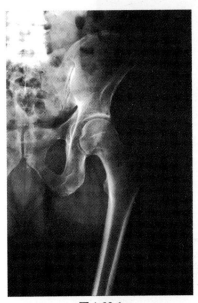 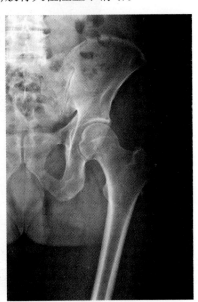

图 1-33-1　　　　　　　　　　　　　图 1-33-2

辨析：尽管计算机 X 线摄影（computed radiography，CR）、数字化 X 线摄影（digital radiography，DR）摄影条件的宽容度是常规 X 线摄影的 4 个数量级，但是一旦 X 线摄影条件超过其后处理（post-processing）的阈值，无论 X 线摄影条件是偏高还是偏低，均调整不出高质量的照片。因此，X 线摄影条件的把握对于 CR 和 DR 而言依然同样重要。

案例34：患者因踝关节扭伤,摄踝关节正侧位片。

图1-34-1：踝关节诸骨显示不佳。

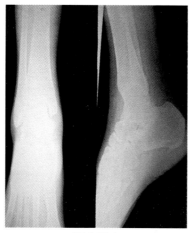

图1-34-1

图1-34-2～1-34-3：踝关节诸骨清晰显示,诊断为跟骨退变,未见明显骨折、脱位。

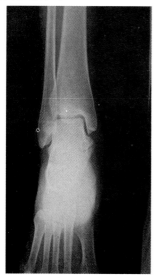

图1-34-2

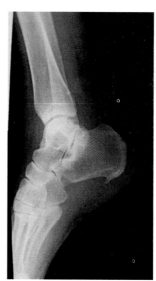

图1-34-3

辨析:无论是 CR 检查还是 DR 检查,均可充分利用其"非耦合效应"进行 X 线检查,即指数字和电子控制使得最终影像与辐射剂量分离,这样致其摄影条件的波动范围是常规 X 线检查可调范围的 4 个数量级。但过度降低曝光条件或是过度加大 X 线摄影条件,均有可能超过计算机后处理调节能力,致使后处理无法将影像调整到位。因此,对于数字 X 线摄影也存在曝光剂量的合理应用。当然,过去所述的"标准片"绝不应是用来孤芳自赏的艺术照,这是因为,一份好的影像往往是较大的放射线剂量所致。因此,应该利用最低 X 线剂量达到诊断目的为宜,就像当年同行们接受具有一定灰雾的高千伏 X 线摄影一样,现今应接受具有适当噪声的数字 X 线影像。因此,我们不仅应合理使用低剂量,而且应使曝光剂量个体化。

第八节　探测欠佳

案例35：患者咳嗽3日行X线胸片检查。

图1-35-1：部分图像被遮挡。

图1-35-2：经工作站后处理后恢复全部照射野影像。

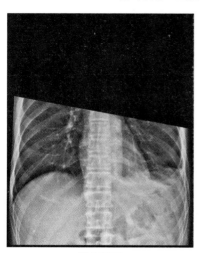

图1-35-1

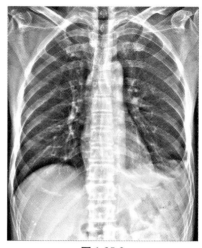

图1-35-2

　　辨析：第一次摄影所得图像上半部被黑边框所遮挡，经工作站处理后恢复正常。这是由于DR系统具有自动计算黑边框功能软件，能使图像与周围黑边框增加反差，便于观察。有时计算黑边框功能会自动遮挡部分图像，造成误判，可利用工作站"编辑遮罩"、"重新处理图像"或直接拖动边框功能进行恢复。

案例36：外伤患者拍摄髋关节 X 线侧位片。

图 1-36-1：照片显示股骨粗隆下方大片骨质结构缺失。

图 1-36-2：照片显示股骨近端骨质结构正常。

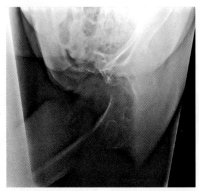

图 1-36-1

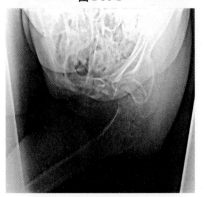

图 1-36-2

　　辨析：在相同曝光条件下，会出现两种不同的摄影结果，可能是探测器错误判断所致的假像。这可以通过改变摄影距离（焦肢距）、摄影条件以及测试区域达到改变图像质量的目的，避免部分组织结构疑曝光过度而造成击穿的假像。因此，在行数字化 X 线摄影时，除了调整好相应的曝光条件、摄影距离、中心线外，还要考虑探测区域。通常有左野、中野、右野三个照射野。在 X 线摄影中，对于不同的体位需要选择不同的照射野，以保证整个照片的影像质量。

第九节　CR 伪影

案例 37：患者不适行胸部 CR 检查。

图 1-37-1：胸部 CR 照片上有一粗细均匀的黑色线条状伪影。

图 1-37-2：打开暗夹，见成像板（imaging plate，IP）上有一点状灰尘沾染，扫描 IP 后得到同样粗细均匀的黑色线条状伪影。

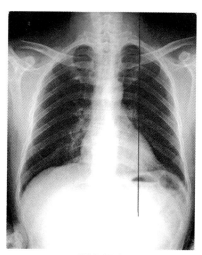

图 1-37-1

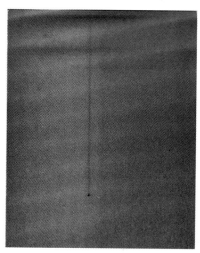

图 1-37-2

图 1-37-3：胸部 CR 照片上有散在的点状黑影。

图 1-37-4：打开暗夹，见 IP 上有散在的点状污染，扫描 IP 后得到同样散在的点状黑影。

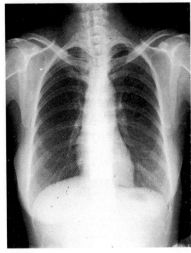
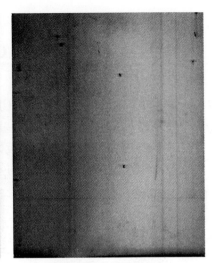

图 1-37-3   图 1-37-4

辨析:本案例产生伪影的原因是由于灰尘沾染在 IP 上,若污染源大,则扫描时出现线条状伪影;若污染源小,则扫描时出现散在的点状黑色伪影。伪影为污染源阻挡激光扫描所致。因此,要减少此类现象的发生,需加强 IP 定期保养制度的落实,定期清洁 IP,以防患于未然。

案例38：患者发热行 CR 床边胸部 X 线检查。

图 1-38-1：胸部 CR 床边影像灰雾大、噪声多。

图 1-38-2：胸部 CR 床边照片显示清晰。

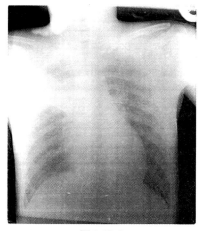 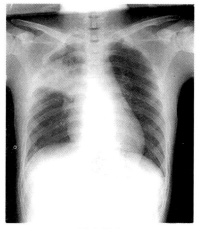

图 1-38-1   图 1-38-2

辨析：图 1-38-1 的灰雾大、噪声多是 IP 利用紫外线消毒,且放置在 X 线机房内,接受散射线所致。这就要求放射师一定要规范作业,机房内不得放置任何暗夹,谨防散射线的作用。IP 不仅对 X 线敏感,对其他形式的电磁波,如紫外线、γ 射线、α 射线、β 射线以及电子射线也很敏感。IP 还可能受到来自建筑物的墙壁和其他固定物、天然放射元素、宇宙放射线和 IP 自身所含有的微量放射元素的影响。事实上,一个信息消除干净的 IP,若存放时间太久,将会积蓄外来射线的能量,并以影像的形式被 CR 系统阅读,所出现的是一种黑斑点阴影。这些斑点的数量受时间因素的影响较大,从这一点看,若使用长期存放的 IP,应尽量给予屏蔽,在使用前最好进行一次强光擦除,以消除伪影。

第十节 能量减影

案例 39：患者因胸部外伤，行胸部 X 线双能量减影检查。

图 1-39-1 ~ 1-39-3：图 1-39-1 为常规胸片显示肋骨骨折，图 1-39-2 显示胸部软组织影像。图 1-39-3 显示肋骨影像，但为透视模式显示肋骨。

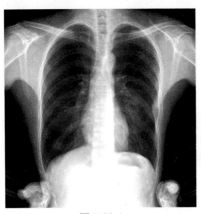
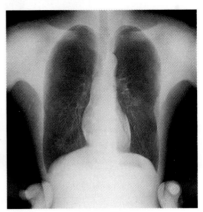

图 1-39-1   图 1-39-2

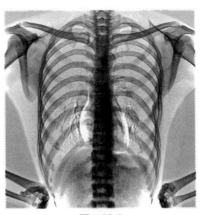

图 1-39-3

图 1-39-4：经黑白反转后显示肋骨影像更贴近原胸片所显示的肋骨,显示 3 根肋骨骨折。

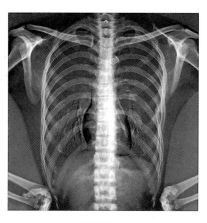

图 1-39-4

辨析：传统的减影方式有时间减影(temporal subtraction)和能量减影(energy subtraction)两种方式。能量减影的具体实施就是有选择地去除影像中的骨骼或软组织的信息,在同一部位同一次曝光中获得一幅高能量影像和一幅低能量影像,由于这两幅影像中的骨骼与软组织信号强度不同,通过计算机加权减影(weighted subtraction)实现这两幅图像的减影。结果是与骨骼相一致的信号被消除,得到软组织影像(见图 1-39-2);同样,与软组织相一致的信号被消除得到了骨骼组织的影像(见图 1-39-3)。能量减影又分为一次曝光法(one-exposure energy subtraction method)和二次曝光法(two-exposure energy subtraction method)。本例采用二次曝光法,通过黑白反转后显示肋骨的影像更贴近原胸片所显示的肋骨。

案例40：患者因外伤行胸部 X 线检查。

图 1-40-1 ~ 1-40-3：图 1-40-1 为常规胸片，图 1-40-2 显示胸部软组织影像，图 1-40-3 显示肋骨影像，但为透视模式显示肋骨，在此发现病灶。

图 1-40-4：经黑白反转后显示肋骨影像更贴近原胸片所显示的肋骨，病灶显示更清晰。

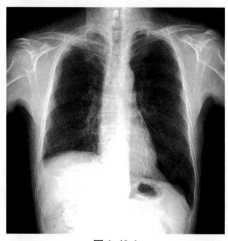

图 1-40-1

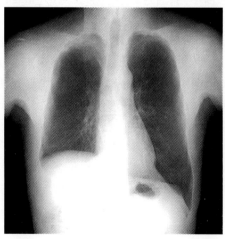

图 1-40-2

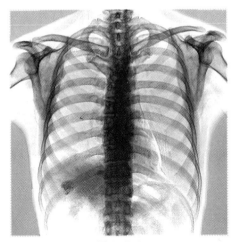

图 1-40-3

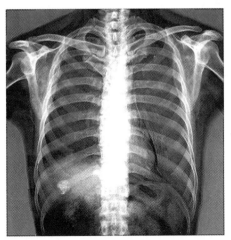

图 1-40-4

　　辨析:本例采用二次曝光法,通过黑白反转后显示肋骨的影像更贴近原胸片所显示的肋骨。在此要强调的是,能量减影不仅可以对肋骨的病灶进行更为明确的诊断,还可以对肺结节,以及膈下相关病灶作出诊断。

案例41:拟诊断泌尿系统结石患者,行数字化 X 线能量减影。

图 1-41-1 ~ 1-41-3:图 1-41-1 为常规腹部平片,图 1-41-2 显示腹部软组织影像,图 1-41-3 显示腹部骨骼影像,但为透视模式显示骨骼及结石,在此病灶较常规腹部平片更清晰。

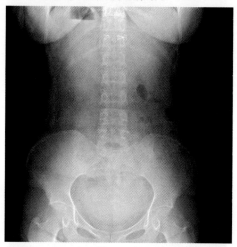

图 1-41-1

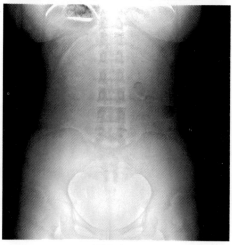

图 1-41-2

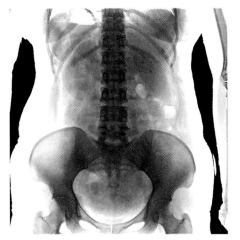

图 1-41-3

图 1-41-4:经黑白反转后显示骨骼影像更贴近原腹部平片所显示的骨骼及结石,使结石更能清晰地显示。

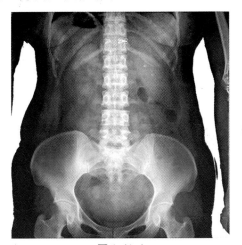

图 1-41-4

辨析:本案例采用二次曝光法,通过黑白反转后显示腹部骨骼影像更贴近原腹部平片所显示的骨骼及结石。需要强调的是,能量减影不仅可以对肋骨的病灶进行更为明确的诊断,还可以使泌尿系统结石得以检出,通过黑白反转更能清晰显示结石的存在。

第十一节　组织均衡

案例42：患者不适行胸部 DR 检查。

图 1-42-1：胸部清晰可见，胸 4 以下椎体隐约可见。

图 1-42-2：胸部及胸椎椎体清晰可见。

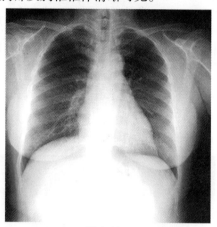

图 1-42-1

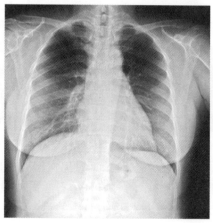

图 1-42-2

辨析:全胸片包括肺、肋骨、胸椎。而在常规胸部 X 线检查中,因胸骨、心脏及胸椎的存在,致使纵隔组织结构繁多,密度增大。因此,在评价常规胸部 X 线检查时,以胸 4 以下椎体隐约可见为标准。对于 DR 胸部检查而言,因其自带组织均衡软件,使差异较大的组织结构能清晰显示。因此,评价胸部 DR 照片时应以全部胸椎椎体的清晰可见为标准。

案例43:患者外伤,摄足正斜位X线片。

图1-43-1～1-43-2:儿童足正斜位摄影,图像缺乏层次,整体结构清晰度差。

图1-43-3～1-43-4:儿童足正斜位摄影,图像层次、整体结构清晰显示。

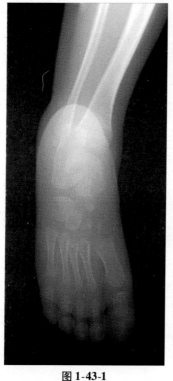 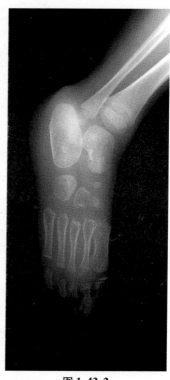

图1-43-1   图1-43-2

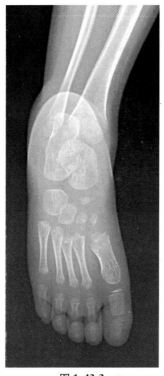

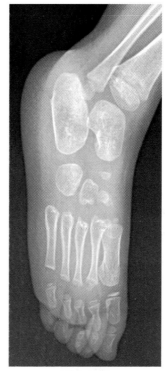

图 1-43-3　　　　　　　　　　图 1-43-4

辨析: 儿童足部外伤在临床上较为常见,在治疗前需要拍摄足部正、斜位片。由于儿童足前、后部分的厚度、密度和组织结构差别较大,其射线对比度差异很大,足部常规 DR 影像很难在同一幅图像中清晰显示全足骨结构。此时,可选择 DR 组织均衡技术,把不同密度的组织在同一幅图像内分层次清楚显示,可以将足前部较薄的区域和足后部较厚区域进行均衡处理,明显提高全足区域的对比度,同时清晰显示不同厚度区域的解剖结构,增加图像层次感和清晰度。经过这样处理的儿童足部的 DR 影像层次丰富,整体结构清晰度高,降低了儿童足部疾患的漏诊率。此外,组织均衡还可以应用在骨盆、胸腰段侧位的检查中。

第十二节　后处理技术

案例44：患者因外伤行颈椎 CR 检查。

图 1-44-1：颈椎 CR 照片仅显示骨骼像。

图 1-44-2：颈椎 CR 照片不仅显示骨骼像，还显示项韧带钙化。

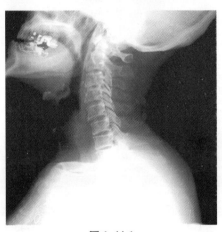

图 1-44-1

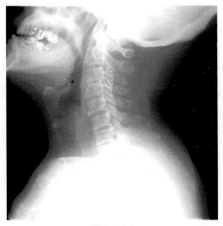

图 1-44-2

　　辨析:对于数字X线检查,其最终的图像显示是通过后处理的窗宽、窗位的调试,即亮度、对比度的调试来显示图像的对比度和层次。通常对比度与层次在一组图像显示中相互矛盾,需要在满足诊断区图像层次的基础上考虑图像的对比度。不能只注重鲜明的对比度,而忽略了图像的显示层次。因此,对于一幅合格的医学图像,应追求丰富的层次与适当的对比度。

案例45:患者因外伤行膝关节 CR 检查。

图 1-45-1:膝关节 CR 照片,呈磨玻璃状改变,分不清组织结构。

图 1-45-2:膝关节 CR 照片图像结构清晰。

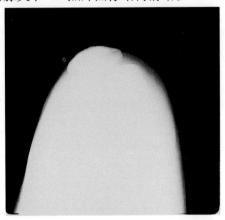

图 1-45-1

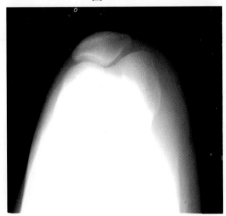

图 1-45-2

　　辨析:本案例为 CR 影像读取(image reader)伪影,可通过后处理软件加以改善,通常可换一种后处理方式得以解决。

（王　骏　盛太平　王　磊　卢　山　汤万鑫　刘　铁　黄小华
李　超　宋其韬　魏世栋　邢晓林　王宗成　杨　奕　陈新沛）

第二章
CT 成像技术案例对照辨析

第一节　检查准备

案例1:患者因头晕、短暂性意识障碍1年余,行头颅计算机断层扫描(computed tomography,CT)扫描。

图2-1-1:因患者头部有金属片产生放射状伪影。

图2-1-2:去除金属后,放射状伪影消失。

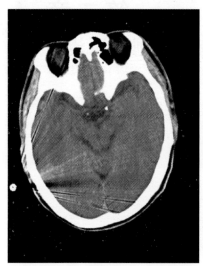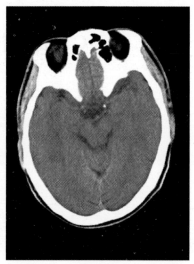

图2-1-1　　　　　　　　　　　图2-1-2

辨析:CT检查时,要详细询问患者病史,并与其本人及家属沟通检查注意事项。通常需去除患者检查部位的可摘除的金属类物质,以消除放射状伪影,保证图像质量。

案例2：患者不适行头部CT扫描。

图2-2-1：图像无信息，噪声大。

图2-2-2：故障排除后图像显示清晰。

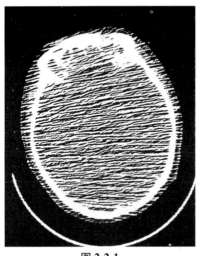

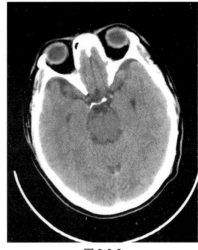

图 2-2-1   图 2-2-2

　辨析：图2-2-1中噪声大为扫描原始数据丢失所致，一般是CT机滑环部分的故障致使数据接收故障。故障排除后，图像显示清晰。因此，在用CT扫描患者前需检查相关部件及机器运转情况，甚至有必要对设备进行质量控制。

案例3：患者不适行胸部CT扫描。

图2-3-1～2-3-2：显示双侧乳腺影密度与周围软组织不同，有环状高密度围绕，双侧对称。

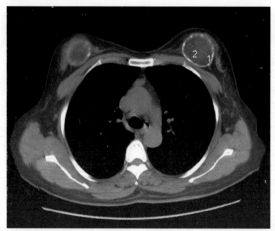

图 2-3-1

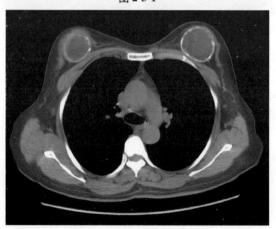

图 2-3-2

辨析：询问患者病史后，知患者曾行假乳植入手术。因此，作为放射师在完成胸部常规扫描时应利用正常解剖知识查看照片，若发现异常结构且申请单无记载，应向患者询问有无相关病史，并做详细记录，然后做好与诊断医生的沟通工作，以减少患者往返就诊次数。

案例4:患者反复上腹部胀2月余,发现贲门癌1周,行上腹部CT扫描。

图2-4-1:上腹部现钡剂产生的放射状伪影。

图2-4-2:一周后重新检查,放射状伪影消失。

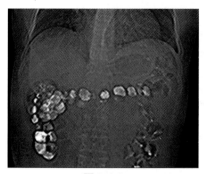 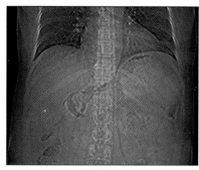

图2-4-1　　　　　　　　　　　图2-4-2

辨析:腹部CT检查前应尽可能食用少渣食物,特别是不能服用含有金属的药物,或进行过消化道钡剂造影,检查前应空腹。否则,会因检查区域残留高密度金属异物(钡剂)而易产生放射状伪影,影响图像质量。同理,图2-4-3为因含钡剂而产生的放射状伪影,图2-4-4为清晰影像。

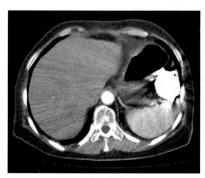 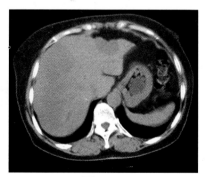

图2-4-3　　　　　　　　　　　图2-4-4

案例5:患者因腰痛就诊,B 超疑似结石,行 CT 检查。

图 2-5-1:CT 平扫疑似结石存在。

图 2-5-2:嘱咐患者大量饮水排尿,1 小时后再次平扫未见明显结石。

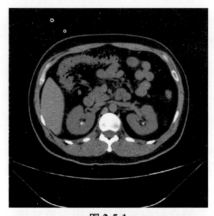

图 2-5-1

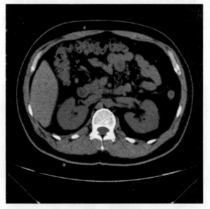

图 2-5-2

辨析:患者因做 CT 泌尿系造影(CT urography,CTU)检查,注射 1 mL对比剂做过敏试验,导致做泌尿系统 CT 平扫时肾盂内有对比剂而显影,形成假阳性结石(见图 2-5-1)。因此,在做 CTU 检查时应先做平扫,后做碘对比剂过敏试验。

第二节 体位设计

案例6:患者不适行胸部CT扫描。

图2-6-1:患者胸部平片显示双上肺空洞影,空洞内含结节状高密度影,行胸部CT检查。

图2-6-2:仰卧位曲菌球位于空洞底部。

图2-6-3:俯卧位曲菌球随体位变化而变化。

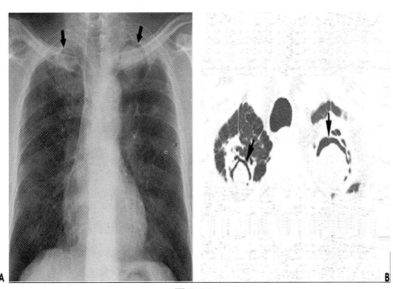

图2-6-1

医学影像成像技术案例对照辨析

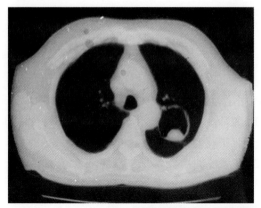

图 2-6-2

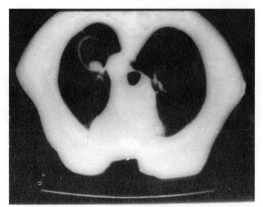

图 2-6-3

　　辨析:曲菌球分为限局型和侵袭型,直径多为 3～4 cm,密度均匀,边缘光整,可有钙化,不侵及空洞壁,随体位变化;可见空气半月征,增强检查无意义,如怀疑曲菌感染,CT 检查中在常规仰卧发现病变时,应加做俯卧位扫描,以利于鉴别诊断。

案例7：患者不适行胸部 CT 扫描。

图 2-7-1：显示双下肺后段胸膜下肺纹理增多、增粗。

图 2-7-2：采用俯卧位扫描，增多增粗的肺纹理考虑为坠积效应所致。

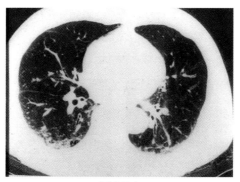

图 2-7-1

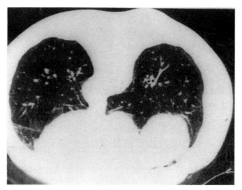

图 2-7-2

辨析：坠积效应是胸部 CT 平扫的常见征象，有时需与炎症或间质性改变鉴别，变换体位扫描是一种有效的检查方法。因此，放射师检查发现患者有此征象时，可行俯卧位扫描加以鉴别诊断。

第三节 减少移动

案例8:患者头部外伤1天余,行头颅CT扫描。

图2-8-1:图像现粗细均匀的水平状线条影。

图2-8-2:静止不动后扫描水平状线条影消失。

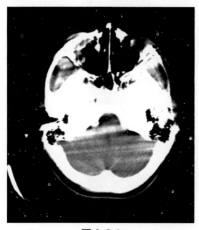 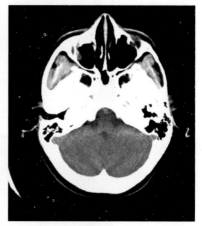

图2-8-1 　　　　　　　　图2-8-2

辨析:CT检查前要向患者说明配合的重要性,扫描过程中患者不能移动,特别是小孩。对于不合作及烦躁患者,必要时应给予镇静药物后再进行CT扫描。成人检查前可采用肌肉或静脉注射10 mg安定,少数效果差者可重复肌肉或静脉注射10 mg安定;小儿口服水合氯醛最为安全,按每公斤体重50～75 mg(总剂量不超过2 g)于扫描前口服。此外,颞骨岩部有放射状伪影,为亨斯菲尔德伪影,此为部分容积效应所致,可通过薄层或重叠扫描加以克服。同理,骨窗位图2-8-3为移动模糊伪影,骨窗位图2-8-4为清晰影像。通常,脑组织窗为窗宽80～100 HU,窗位30～40 HU;骨窗为窗宽1 000～1 400 HU,窗位300～500 HU。

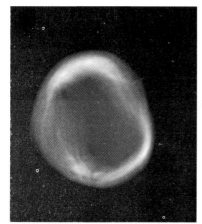

图 2-8-3

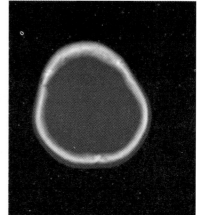

图 2-8-4

案例9:患者不适行胸部CT扫描。

图2-9-1:患者在做胸部CT检查时未屏住气,产生运动伪影。

图2-9-2:嘱患者屏住气后扫描的图像,图像清晰,无移动模糊伪影。

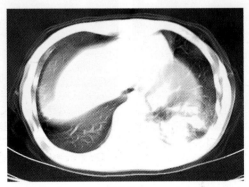

图2-9-1

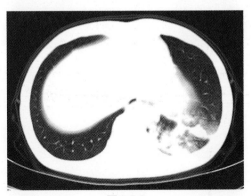

图2-9-2

辨析:在进行胸部、腹部等CT检查时需要患者屏住气进行扫描,放射师应对患者的呼吸及屏气进行训练。遇老年患者或配合不佳的患者,在进行胸部CT检查时可从下往上扫描,以减少呼吸运动引起的移动模糊伪影。

第四节 扫描方法

案例10：患者因头痛、呕吐就诊，行头颅CT扫描。

图2-10-1：选用螺旋扫描方式所得图像。

图2-10-2：选用轴位扫描方式所得图像。

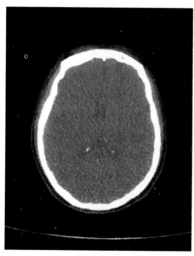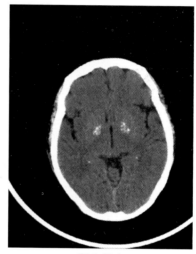

图2-10-1　　　　　　　　图2-10-2

辨析：头颅平扫时，常规应采用轴位扫描方式进行扫描。这是因为轴位扫描是标准的横断面且空间分辨力更高，图像层厚敏感曲线（slice sensitivity profile，SSP）更接近矩形。而螺旋CT扫描得到的数据为非横断面图像的数据，为得到一幅完整的图像需要进行相应的插值，其图像更接近铃形，影响颅内正常解剖结构的显示。

案例 11：患者上腹部疼痛 10 余天,行上腹部 CT 扫描。

图 2-11-1：腹部 CT 图像显示噪声过大。

图 2-11-2：扫描剂量加大后,腹部噪声明显减少。

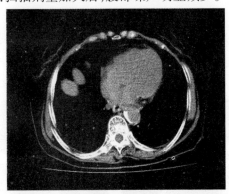

图 2-11-1

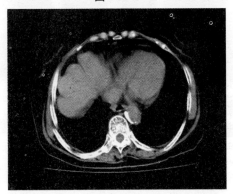

图 2-11-2

辨析：通常,扫描剂量加大,则图像的噪声降低;扫描剂量减少,则图像噪声加大。因此,在检查过程中要根据实际情况合理应用扫描参数,过胖、强壮、骨折后有石膏固定的患者检查时需适当增加扫描剂量;而过瘦、过弱、过幼的患者扫描时需适当减少剂量。但剂量的增减,前提是在不影响诊断的基础上进行,可以接受具有适当噪声的 CT 图像,以降低患者的辐射剂量,即"合理使用低剂量",做到扫描剂量个体化。

案例 12：患者上腹部疼痛，行上腹部 CT 扫描。

图 2-12-1：滤波函数选择不当，噪声过大，图像欠佳。

图 2-12-2：采用适当的滤波函数，图像清晰。

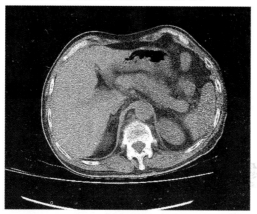

图 2-12-1

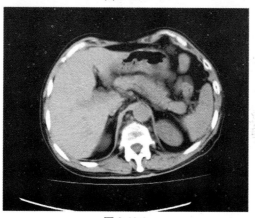

图 2-12-2

　　辨析：滤波函数又称为卷积核（kernel）、重建函数核、重建滤波器，是一种算法函数，它的选择直接影响图像的分辨力及噪声等。上腹部 CT 检查时，腹腔内主要容纳的是软组织，需要采用软组织函数或标准函数算法进行 CT 扫描，而不应该采用骨函数算法进行 CT 扫描，否则，会造成噪声过大，图像质量欠佳。

第五节　全面显示

案例 13：患者行鼻窦 CT 扫描。

图 2-13-1：鼻窦扫描不完整，缺少完整的额窦。

图 2-13-2：重新扫描后额窦显示完整。

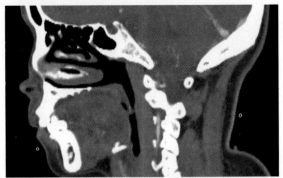

图 2-13-1

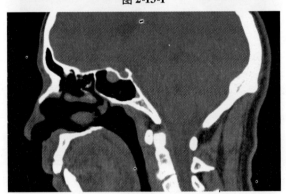

图 2-13-2

辨析：鼻窦 CT 检查，螺旋扫描时，患者仰卧，先扫头颅侧位定位像，扫描层面与硬腭平行，扫描范围从硬腭至额窦。

案例14：患者因上肢麻木、眩晕，行颈椎椎间盘CT扫描。

图2-14-1：未扫描到颈椎椎间盘。

图2-14-2：重新进行椎间盘扫描。

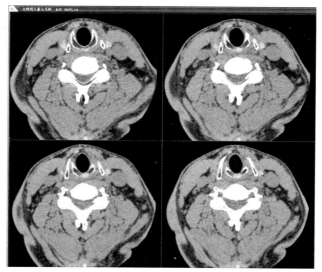

图2-14-1

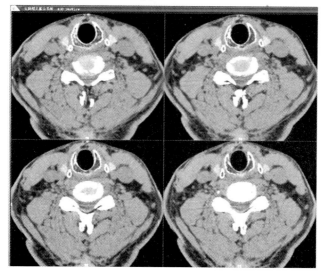

图2-14-2

辨析:颈椎椎间盘 CT 检查,患者仰卧于检查床上,头部尽量后仰,使椎体尽可能与床面平行,双臂置于身体两侧,并尽量往下沉肩,扫描基线应平行于相应的椎间盘,扫描过程中嘱患者保持不动。而对于外伤患者通常进行横断位扫描椎体。实际上,无论是椎间盘的扫描还是椎体的扫描,都是靶扫描的一种,是通过缩小孔径达到放大扫描的目的,使图像的空间分辨力得到提高。而对于后处理的电子放大是一种像素的放大,不能提高空间分辨力。

案例 **15**：患者冠状动脉搭桥术后行冠状动脉 CT 血管造影（CT angiography，CTA）检查。

图 2-15-1：桥血管未摄完整。

图 2-15-2：桥血管始端至末端显示完整。

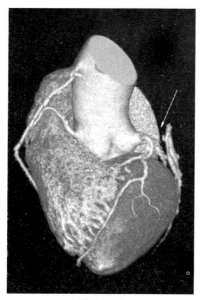
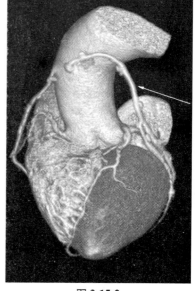

图 2-15-1　　　　　　　　　　　图 2-15-2

辨析：冠状动脉 CTA 检查前需询问患者有无做过心脏手术，发现胸骨处有过缝合伤的患者，确认其做过冠状动脉搭桥术的，其扫描范围一定要包括主动脉弓。

案例16：患者既往有高血压、心绞痛病史,行冠状动脉CTA检查。

图2-16-1:心尖部及左前降支远端未包括在扫描野内。

图2-16-2:左室心尖部及冠状动脉各分支显示完整。

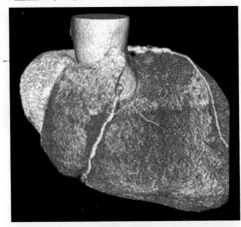

图2-16-1

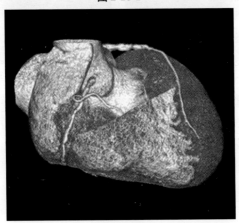

图2-16-2

辨析:冠状动脉CTA检查多采用小的扫描野(field of view, FOV),所以要注意侧位定位像的位置,定位线定于腋前线,尤其要注意腹部隆起的患者。

第六节 三维重组

案例17：患者外伤行额面部CT扫描。

图2-17-1：横断位显示右上颌骨额突及双侧鼻骨骨折。

图2-17-2：冠状位显示右上颌骨额突及双侧鼻骨骨折。

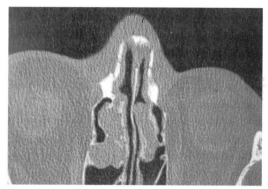

图 2-17-1

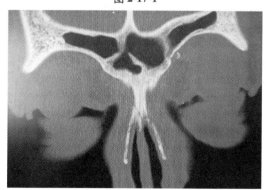

图 2-17-2

　　辨析：对于外伤患者可以考虑多方位显示病情，本案例通过横断位、冠状位结合观察能更好地显示骨折。在不能多方位扫描病灶时可以考虑进行另一方位的三维重组显示病灶。

案例18：患者不适行头部 CTA 检查。

图 2-18-1：容积再现（volume rendering，VR）显示大脑中动脉动脉瘤。

图 2-18-2：使用 3D 最大密度投影（maximum intensity projection，MIP）显示大脑中动脉动脉瘤。

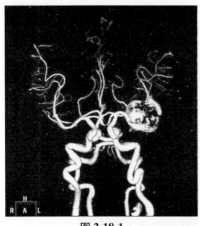
图 2-18-1

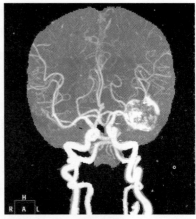
图 2-18-2

辨析：不同的三维重组技术对于不同的病例显示各具优势，对于 CT 三维重组常常需要两种以上三维重组的显示方法综合展示病灶，以避免假阴性及假阳性的可能，特别是能为手术医生建立空间位置关系奠定基础。常见的三维重组有容积再现、最大密度投影、多平面重组（multiplanar reformation，MPR）、曲面重组（curved planar reformation，CPR）、表面阴影遮盖（surface shaded display，SSD）。对于血管的 CTA 往往需要团注对比剂，建议检查完毕嘱患者多饮水以利于对比剂的排泄。

案例19：患者头部动脉狭窄,行支架术后做CTA检查。

图2-19-1:容积再现(VR)清晰显示右侧大脑中动脉狭窄和左侧大脑中动脉支架术后。

图2-19-2:最大密度投影(MIP)清晰显示右侧大脑中动脉狭窄和左侧大脑中动脉支架术后。

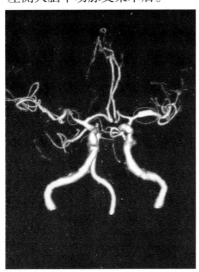

图2-19-1

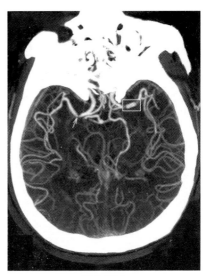

图2-19-2

辨析:VR采用扫描容积数据的所有体素,并通过计算机重组直接投影以二维图像的形式显示。其优点是能同时显示空间结构和密度信息,缺点是数据计算量大、耗时。MIP是按操作者观察物体的方向作一投影线,以该投影线经过的最大密度(强度)体素值作为结果图像的像素值,投影图像的重组结果,低密度的组织结构被去除。其优点是分辨力高,组织结构失真少,缺点是相近密度的组织结构在同一投影方向,会产生前后物体影像的重叠。所以,对于三维重组需要多种方法的联合应用,相互补充。

案例20：患者不适行椎动脉 CTA 检查。

图 2-20-1：曲面重组（CPR）显示箭头处右侧椎动脉远端重度狭窄。

图 2-20-2：2D 最大密度投影（MIP）显示箭头处右侧椎动脉远端重度狭窄。

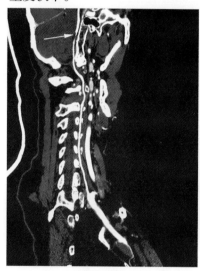

图 2-20-1   图 2-20-2

辨析：CPR 是 MPR 的一种特殊形式，可在一个指定参照平面上，由操作者沿兴趣器官划一条曲线，并沿该曲线做三维曲面图像重组。该方法使弯曲的血管拉直、展开，显示在一个平面上，但其是否能准确反映狭窄血管与所划的曲线是否准确关系较大，有时不能真实反映空间位置关系，本案例中椎动脉远端狭窄再采用 MIP 得以证实。

案例 21：患者不适行头颈部 CTA 检查。

图 2-21-1：头颈部 CTA 扫描序列中,去肩部伪影软件使用前图像。

图 2-21-2：头颈部 CTA 扫描序列中,去肩部伪影软件使用后图像。

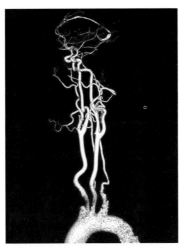

图 2-21-1

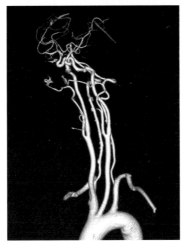

图 2-21-2

辨析:本案例的头颈部 CTA 扫描序列中,图 2-21-3 椭圆标记处为选中去肩部伪影软件(adaptive filter),可以看出使用 adaptive filter 后图像噪声明显改善。

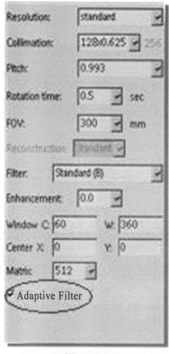

图 2-21-3

案例 22：患者因右上肢无脉搏,行头颈部及上肢联合 CTA 扫描。

图 2-22-1：容积再现(VR)显示左锁骨下动脉近段重度狭窄,左椎动脉近端闭塞。

图 2-22-2：三维重组 3D MIP 显示左锁骨下动脉近段重度狭窄,左椎动脉近端闭塞。

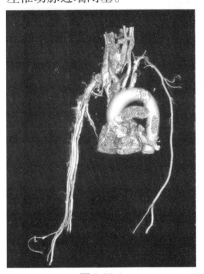

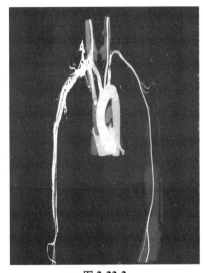

图 2-22-1   图 2-22-2

辨析:本案例采用 VR 与 3D MIP 相互验证,增加其诊断的可靠性。

案例 23：患者反复胸痛 11 年余,支架置入术后 1 年多,复发 1 天,行主动脉 CT 扫描三维重组。

图 2-23-1：主动脉重组图像欠佳。

图 2-23-2：重新选定重组路径后主动脉重组图像清晰。

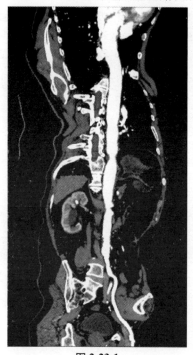

图 2-23-1 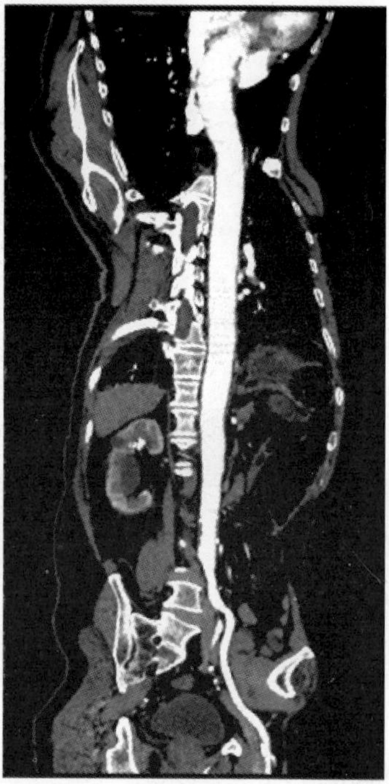   图 2-23-2

辨析：曲面重组(CPR)受人为因素影响较大,要求操作人员熟练掌握解剖结构,尤其是在选定重组路径时要耐心、细心,以便获得真实、清晰的三维重组图像。

案例24：患者支架术后行冠状动脉CTA检查。

图2-24-1：三维重组技术血管树显示右冠状动脉支架术后血管闭塞。

图2-24-2：三维重组技术曲面重组（CPR）显示右冠状动脉支架术后血管闭塞。

图2-24-3：三维重组技术血管拉直MIP显示右冠状动脉支架术后血管闭塞。

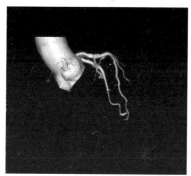
图2-24-1

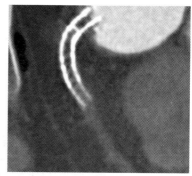
图2-24-2

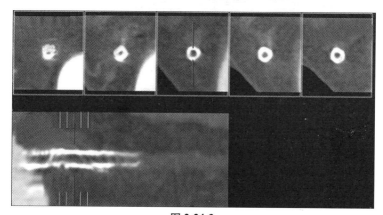
图2-24-3

辨析：多方位显示与多种重组技术的联合应用，使得冠状动脉支架术后血管闭塞显示清晰。

案例25：患者不适行腹部CT扫描。

图2-25-1：轴位扫描疑似小病灶。

图2-25-2：冠状位重组证实腹部小病灶。

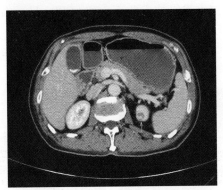

图2-25-1

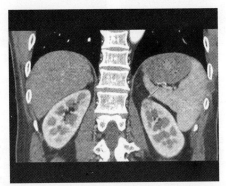

图2-25-2

　　辨析：在CT扫描中，有可疑病灶存在时，可通过三维重组技术确诊小病灶的存在，轴位、冠状位、矢状位重组能更好地发现小病灶并得以确诊。对于CT扫描而言，通常只是横断位扫描（除头颅、颌面部、鼻窦可通过患者俯卧及机架倾斜一定角度达到冠状面扫描），因此，冠状面、矢状面往往通过三维重组实现。在三维重组过程中，图像不涉及原始数据，只是建立在横断位基础上进行三维重组，其重组图像质量的优劣取决于横断面的图像质量。

案例 26：患者不适行腹部 CTA 检查。

图 2-26-1：容积再现（VR）显示瘤体。

图 2-26-2：3D MIP 显示膨出的瘤体。

图 2-26-3：2D MIP 显示膨出的瘤体。

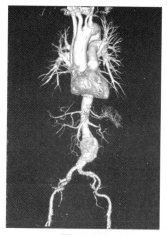
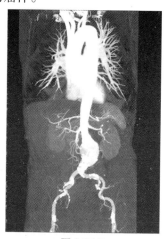

图 2-26-1 　　　　　　　　　图 2-26-2

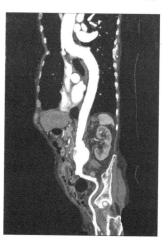

图 2-26-3

辨析：本案例为腹主动脉瘤检查。多种三维重组技术的应用，能更加全面地显示动脉瘤体的内外情况。

案例 27:患者腹主动脉瘤支架术后行腹部 CTA 检查。

图 2-27-1:利用容积再现显示支架。

图 2-27-2:利用三维重组 3D MIP 显示支架。

图 2-27-3 ~ 2-27-4:运用魔镜技术更加清晰地显示支架内部情况。

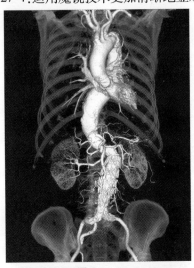

图 2-27-1

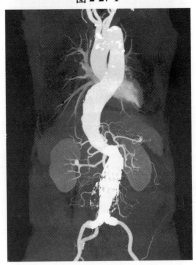

图 2-27-2

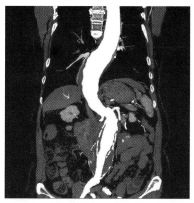

图 2-27-3

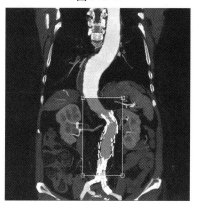

图 2-27-4

　　辨析：多种三维重组技术的应用，能更加全面地显示支架及其内部管腔情况。特别是魔镜技术的应用，突显支架内部状态，这从另一个角度为正确、全面地对病灶部位作出诊断提供强有力的支持。

案例 28：患者剖宫产 7 天后行 CT 增强扫描。

图 2-28-1：透明化容积再现显示。

图 2-28-2：输尿管的曲面重组。

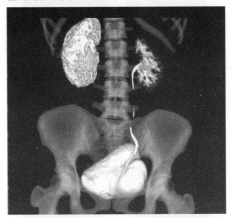

图 2-28-1

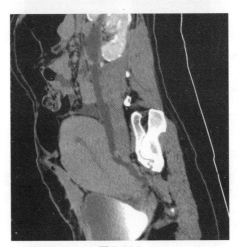

图 2-28-2

辨析：综合显示左侧输尿管梗阻和左肾包膜下积液。

案例29：患者输尿管结肠吻合术行CT三维重组。

图2-29-1：透明化容积再现显示。

图2-29-2：曲面重组MIP显示。

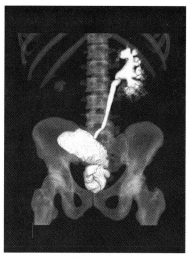

图 2-29-1

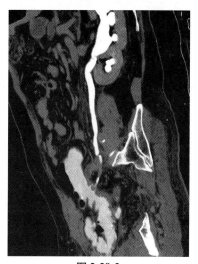

图 2-29-2

辨析：综合显示输尿管及其结肠吻合端显示良好。

案例30：患者双下肢脉搏减低，行 CTA 检查。

图 2-30-1：容积再现显示。

图 2-30-2 ～ 2-30-3：透明化容积再现显示管壁钙化及其管腔情况。

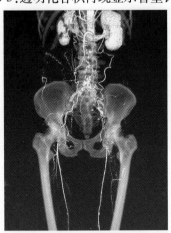

图 2-30-1

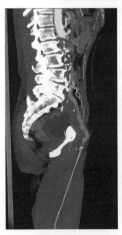 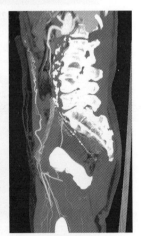

图 2-30-2   图 2-30-3

辨析：利用容积再现显示图像立体效果明显，而采用曲面重组的优势在于去掉严重的钙化干扰，管腔显示清楚。多种三维重组技术的组合运用，可更加直观地显示管腔内外的情况。

案例 31:患者外伤行足部 CT 扫描。

图 2-31-1 ~ 2-31-2:横断位扫描跖跗关节粉碎骨折,关节失去正常对应关系,诊断困难。

图 2-31-3 ~ 2-31-4:多平面重组后跖跗关节骨折脱位情况清晰显示。

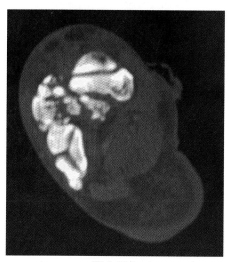

图 2-31-1

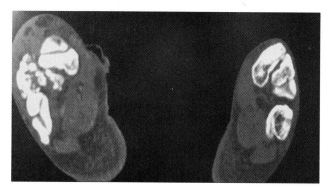

图 2-31-2

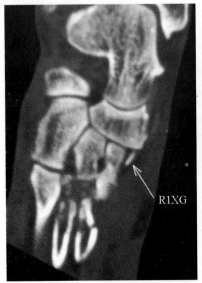

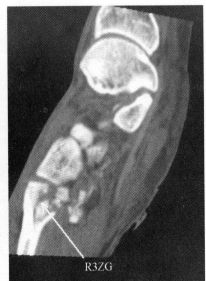

图 2-31-3　　　　　　　　　　　　图 2-31-4

　　辨析:对于外伤多发骨折或脱位者,可以考虑对患者进行 CT 多平面重组,以全方位、直观显示损伤区域,明确骨折移位及关节对应关系。当然,重组图像不涉及原始数据,是在横断面的基础上进行三维重组,但是重组图像质量的好坏取决于横断面图像质量的优劣。为了得到高质量的三维重组图像,常常对横断面图像进行薄层、小的层间距,甚至是重叠扫描。

第七节 后处理技术

案例32：患者左上切牙疼痛行牙齿CT扫描并进行图像重组。

图2-32-1：窗宽、窗位运用不当，牙齿显示不清晰。

图2-32-2：采用适当的窗宽、窗位可清晰显示牙齿。

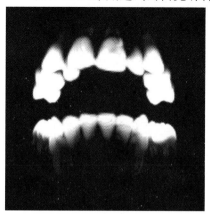

图2-32-1

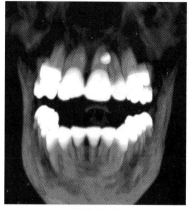

图2-32-2

　　辨析：亨斯菲尔德定义的CT值范围为±1 000，为适当地显示人体组织结构特征，可以通过窗宽、窗位的调节显示兴趣区。窗宽（window width）表示图像所显示的像素值的范围。窗宽越大，图像层次越丰富，组织对比度相应减小；窗宽越小，图像层次越少，对比度加大。窗位（window level）又称窗中心（window center），是指图像显示时图像灰阶的中心值。窗宽、窗位的选择对图像的显示至关重要，调节窗宽、窗位能改变图像的亮度和对比度，抑制或去除噪声和无用的信息，增强显示有用信息。

案例 33：患者行头部 CTA 检查，扫描后对图像数据进行分析。

图 2-33-1 ~ 2-33-3：图 2-33-1 和图 2-33-2 左上角框线处为分析图像数据所进行的操作，图 2-33-3 中的箭头指示血管瘤的供血动脉（A）和引流静脉（V）。

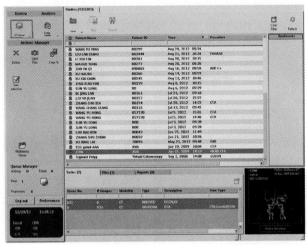

图 2-33-1

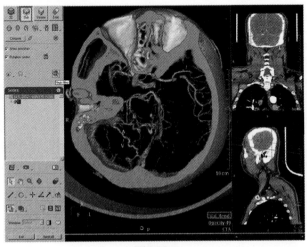

图 2-33-2

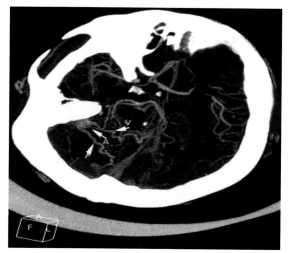

图 2-33-3

　　辨析:本案例为头部血管瘤的分析,使用的是 Philips Brilliance iCT 工作站,软件版本为 V4.5.3.40140,能直观分析出供血动脉起源于同侧的大脑后动脉,引流静脉汇入直窦。

案例34：患者不适行 CT 头颅扫描。

图 2-34-1：患者在检查时躁动，导致图像运动伪影。

图 2-34-2：使用节段重建软件（segment recon）分段重建后图像伪影消失。

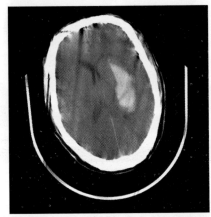

图 2-34-1

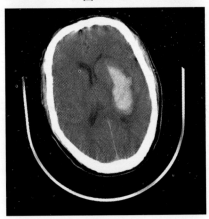

图 2-34-2

辨析：脑出血患者在检查时往往会躁动不安，导致图像产生条状阴影，这种运动伪影会影响诊断。使用节段重建软件分段重建后，图像的条状阴影基本消除，避免了运动伪影对图像诊断的影响。

案例35：患者胸部外伤行胸部CT检查。

图2-35-1：肺窗显示图像。

图2-35-2：纵隔窗显示图像。

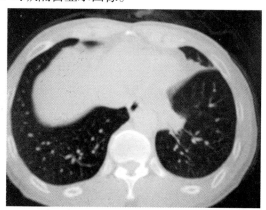

图2-35-1

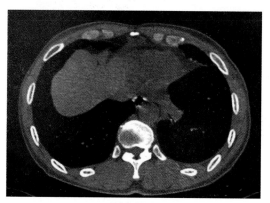

图2-35-2

　　辨析：通常对于胸部CT检查需要用肺窗、纵隔窗综合显示胸部图像，通过改变窗宽、窗位全面观察和发现微小病灶的存在。通常，软组织窗：窗宽300～400 HU，窗位30～40 HU；肺窗：窗宽1 700～2 000 HU，窗位−900～−700 HU；骨窗：窗宽1 000～1 400 HU，窗位300～500 HU。

案例 36：患者因胸闷行冠状动脉 CTA 检查。

图 2-36-1：在魔镜技术下显示冠状动脉内混合斑块（钙化和软斑块）。

图 2-36-2：使用魔镜技术显示冠状动脉近端支架，由于远端支架未使用魔镜技术，所以不能观察支架内部情况。

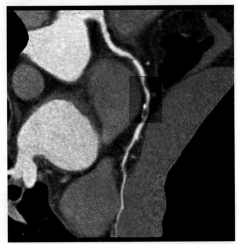

图 2-36-1

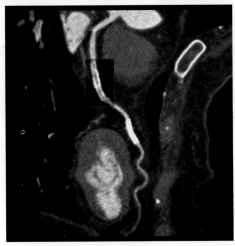

图 2-36-2

辨析:本案例为 CT 后处理软件中的魔镜技术在冠状动脉 CTA 中的应用。管壁钙化及管腔内支架在冠状动脉 CTA 中,不同程度地干扰管腔通畅度的显示,通过使用魔镜技术提高了图像的清晰度,从而降低了管腔狭窄等假阳性率。使用魔镜技术能清晰显示支架内管腔的通畅程度,而未使用魔镜技术则内部结构观察效果不佳。

案例 37:患者因胸闷行冠状动脉 CTA 检查。

图 2-37-1 ~ 2-37-3:心电编辑前的图像。

图 2-37-4 ~ 2-37-6:心电编辑后的图像。

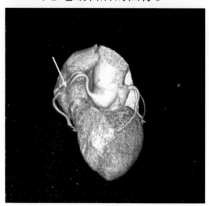

图 2-37-1

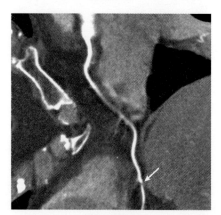

图 2-37-2

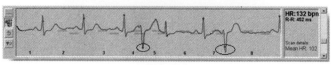

图 2-37-3

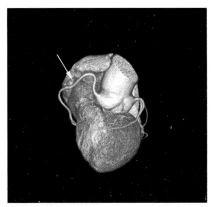

图 2-37-4

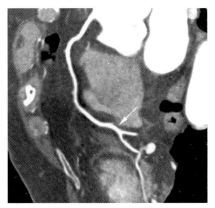

图 2-37-5

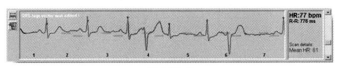

图 2-37-6

辨析：心电编辑后箭头所示处管壁光滑，运动伪影明显降低。编辑前心电图两处标记提示：扫描中出现了两次室性期前收缩，其程序软件误认为正常R波进行数据重组。编辑的原则是尽量使得R-R间期等距，编辑后图像质量明显提升。

案例 38：患者因胸闷行冠状动脉 CTA 检查。

图 2-38-1：45% 期相图像箭头处软斑块形成,管腔狭窄。

图 2-38-2：50% 期相图像箭头处未见斑块形成,管腔未见狭窄。

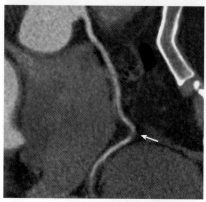

图 2-38-1

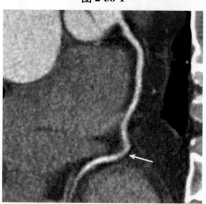

图 2-38-2

辨析：本案例为期相编辑在冠状动脉 CTA 检查中的应用。冠状动脉 CTA 检查中,由于存在心脏搏动伪影,所以通过期相编辑找出相对静止状态,对于管腔的显示大有益处,同时也在一定程度上降低了误诊率。

案例39：患者不适行腹部CT扫描。

图2-39-1：采用常规窗宽250～350 HU，窗位35～50 HU观察早期急性胰腺炎。

图2-39-2：缩窄窗宽、降低窗位后再观察，窗宽取100～200 HU，窗位取－60～－40 HU。

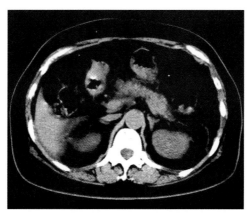

图2-39-1

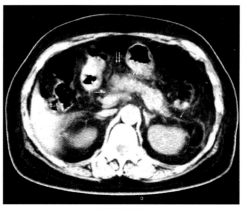

图2-39-2

辨析：采用常规窗宽、窗位（窗宽250～350 HU，窗位35～50 HU）观察早期急性胰腺炎时，肠系膜、脂肪组织水肿显示欠佳，诊断阳性率为76%。适当缩窄窗宽、降低窗位（窗宽100～200 HU，窗位

-60 ~ -40 HU)后再观察,胰腺周围脂肪间隙密度混浊、胰周胰外积液、胰包膜掀起、双侧肾前筋膜增厚等征象的发现率明显提高,诊断阳性率为96%。由此可见,窗宽、窗位的调试对图像信息的显示起着举足轻重的作用,但无论窗宽、窗位怎样变化,均不会增加没有的信息,或是去除已有的信息。

(王明超 黄小华 卢 山 范跃星 汤万鑫 宋其韬 张 乐 刘昌华 于 锴 甘 泉 王 骏)

第三章
MR 成像技术案例对照辨析

第一节　检查准备

案例1:患者因肾功能不全2年,临床考虑动脉硬化性肾病,申请肾动脉磁共振血管成像(magnetic resonance angiography,MRA)检查。

图3-1-1~3-1-8:冠状位和轴位T2图像见胃及肠道内的食糜和水等高信号,影响图像质量。

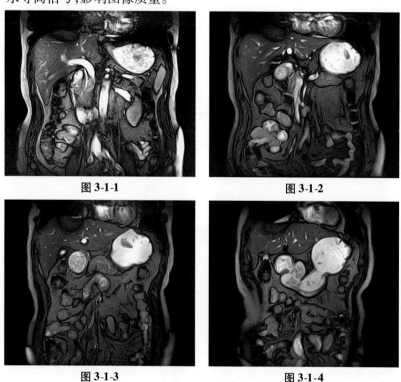

图 3-1-1

图 3-1-2

图 3-1-3

图 3-1-4

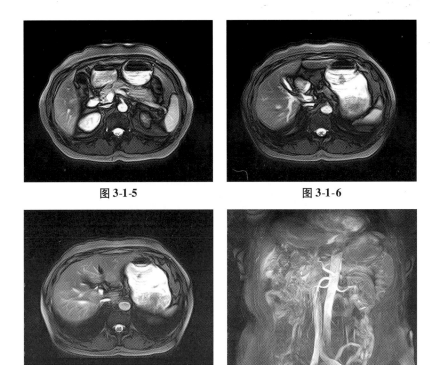

图 3-1-5   图 3-1-6

图 3-1-7   图 3-1-8

　　图 3-1-9 ~ 3-1-11：肠道准备后的腹部冠状位 T2 像和肾动脉 MRA 图像清晰。

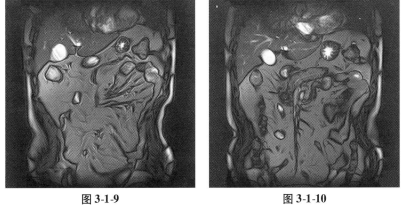

图 3-1-9   图 3-1-10

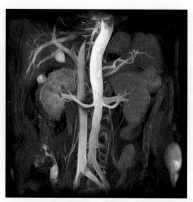

图 3-1-11

辨析:扫描肾动脉时,患者应常规进行胃肠道的准备,并在当日早晨禁食禁饮。本案例患者进行检查当日未做空腹准备,可以观察到冠状位和轴位 T2 图像上胃及肠道内的食糜及水等高信号对图像的影响,加之胃内容物的蠕动引起的伪影,影响图像质量。在 MRA 图像上,胃肠道内一片高信号背景,影响远端肾动脉的观察。进行肠道准备后的腹部冠状位 T2 像和肾动脉 MRA 图像显示组织结构清晰。

案例2:患者因阴道不规则出血就诊,临床申请子宫磁共振成像(magnetic resonance imaging,MRI)检查。

图3-2-1~3-2-6:膀胱蠕动伪影影响观察子宫及附件区实质脏器的信号。

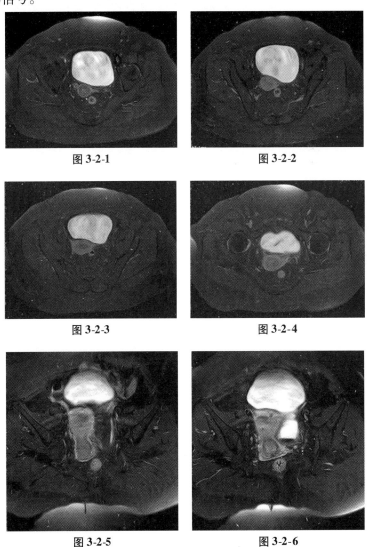

图3-2-1   图3-2-2

图3-2-3   图3-2-4

图3-2-5   图3-2-6

图 3-2-7 ~ 3-2-14：嘱患者排尿后再进行扫描，图像质量改善。

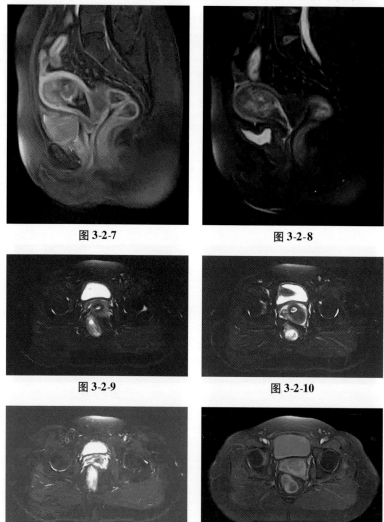

图 3-2-7

图 3-2-8

图 3-2-9

图 3-2-10

图 3-2-11

图 3-2-12

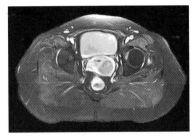

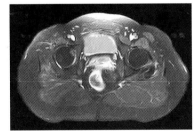

图 3-2-13　　　　　　　　　　　　图 3-2-14

　　辨析:行盆腔附件的磁共振扫描时,若膀胱内尿液充盈,就会导致膀胱蠕动伪影,从而影响观察子宫及附件区实质脏器的信号。嘱患者排尿后再进行扫描,图像质量就会改善。

案例3：患者因头痛行颅脑 MRI 检查。

图 3-3-1：扫描所得图像出现灯心绒伪影。

图 3-3-2：再次扫描伪影消失。

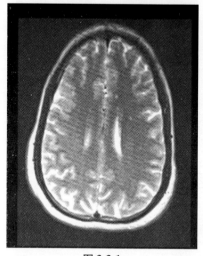

图 3-3-1 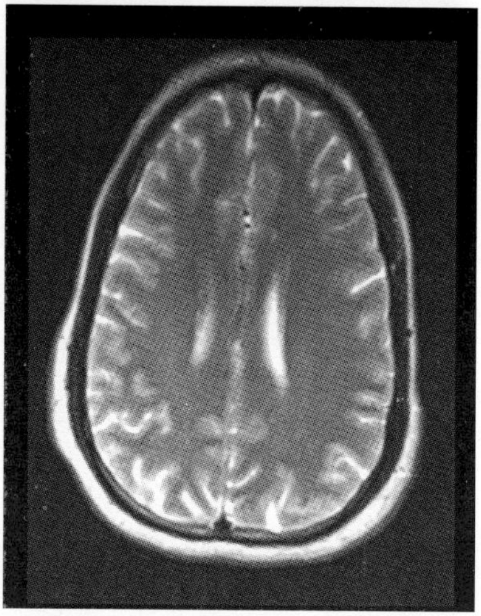   图 3-3-2

辨析：灯心绒伪影为封闭磁体间内某些放电辐射。其特点是：覆盖整个图像的棘刺状伪影可为单一方向，也可为多个方向相交排列；可出现在序列的某一幅图像中，也可出现在整个序列中。

案例4：患者突发意识障碍，反应迟钝，不能进行正常的语言交流，临床不排除心脏疾患或脑部疾患，申请头部磁共振检查。

图3-4-1～3-4-2：在矢状颈椎2/3水平上，有一条很细的亮线样伪影，在轴位扩散加权像上，于前后方向上有两条亮线样伪影。

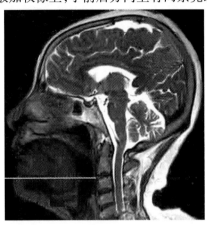

图3-4-1

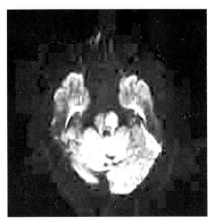

图3-4-2

图3-4-3～3-4-4：取下心脏监测设备（hunter）后，重新扫描，图像恢复正常。

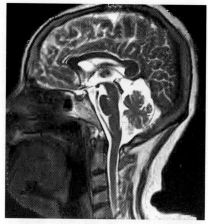

图 3-4-3

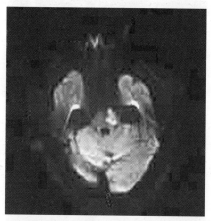

图 3-4-4

辨析:在矢状位颈椎 2/3 水平上的亮线样伪影和在轴位扩散加权像上的两条亮线样伪影,考虑为电信号的干扰伪影。去除身体上捆绑的心脏监测设备后再扫描,图像正常。对于危、急、重症患者,尤其是无法进行语言交流的患者,应该严格按照检查常规操作,询问随行家属或临床医护人员,并注意检查的安全性。

案例5:患者近日自觉腹胀,上腹部隐痛就诊,超声检查未见结石,为明确诊断及观察胆管系统情况,申请上腹部MRI检查。

图3-5-1～3-5-4:患者的轴位T2加权自由呼吸序列的图像,整体看来信号高低不均匀,抑脂效果差,不能满足诊断需求。

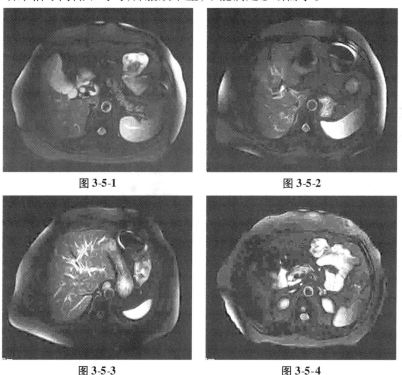

图3-5-1　　　　　　　　　　图3-5-2

图3-5-3　　　　　　　　　　图3-5-4

图3-5-5～3-5-8:重新做匀场扫描后,再次扫描该序列,图像恢复正常。

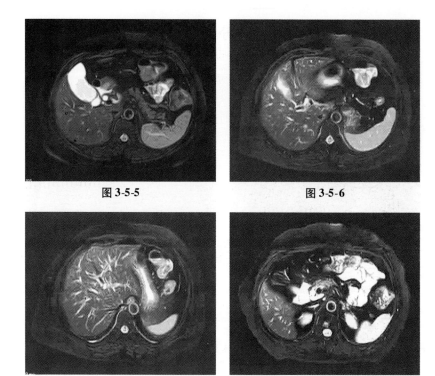

图 3-5-5　　　　　　　　　　　　图 3-5-6

图 3-5-7　　　　　　　　　　　　图 3-5-8

　　辨析：一个序列的图像扫描完成后,应及时观察图像,如发现异常,要寻找可能存在的原因,比如金属伪影、呼吸伪影、液体流动伪影、近线圈伪影等。本案例患者的轴位 T2 加权自由呼吸序列的图像,整体看来信号高低不均匀,抑脂效果差,不能满足诊断需求,排除各种因素后,考虑是由于磁场不均匀造成的,重新做匀场扫描后,再次扫描该序列,图像恢复正常。

案例 6：患者因患慢性肝病，近日腹胀、纳差就诊，甲胎蛋白（AFP）不高，申请 MRI 检查明确有无肝占位。

图 3-6-1 ~ 3-6-4：患者的冠状位 T2 加权像上，肝顶区见一个环状低信号区。

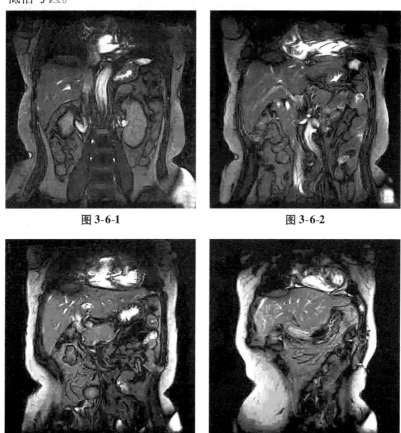

图 3-6-1　　　　　　　　　　图 3-6-2

图 3-6-3　　　　　　　　　　图 3-6-4

图 3-6-5 ~ 3-6-8：调整线圈位置并重新匀场后扫描，图像正常。

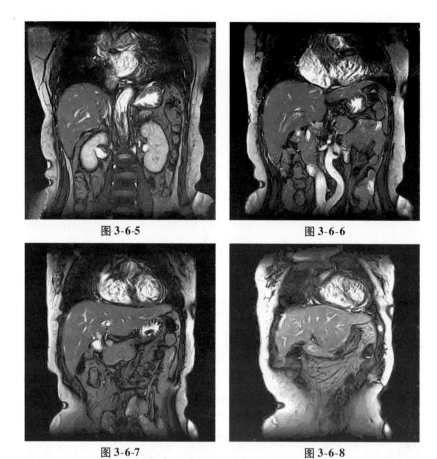

图 3-6-5　　　　　　　　　　图 3-6-6

图 3-6-7　　　　　　　　　　图 3-6-8

辨析：磁共振检查过程中,应该对每个序列的图像认真观察分析,当发现图像有问题时,要分析问题产生的原因。本案例患者的冠状位 T2 加权像上,肝顶区有 1 个环状低信号区域,疑似金属伪影。患者否认体内植入粒子、补片、弹簧圈等,所以排除金属伪影。经分析可能是线圈摆放位置过低或匀场问题造成,调整线圈位置并重新匀场后扫描,图像正常。

案例 7：患者近 2 日自觉讲话口齿不清，舌尖发麻，申请头部 MRI 检查。

图 3-7-1 ～ 3-7-6：患者轴位颅脑图像左右结构未能对称显示，导致眼眶、窦腔、岩骨、小脑等结构显示欠佳，尤其是在弥散加权成像（diffusion weighted imaging，DWI）图像上。

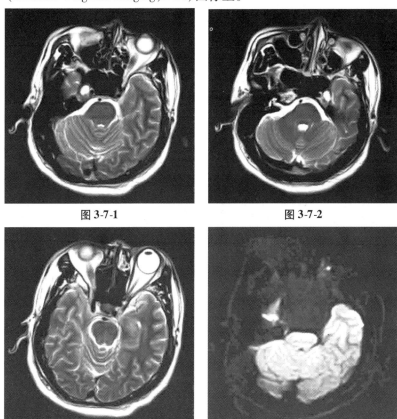

图 3-7-1

图 3-7-2

图 3-7-3

图 3-7-4

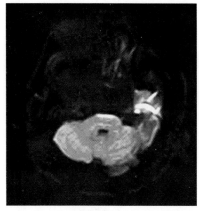

图 3-7-5

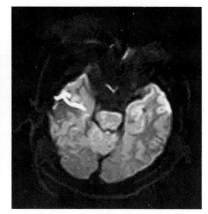

图 3-7-6

图 3-7-7～3-7-12:复检图像可以清晰显示颅内的对称结构,利于诊断。

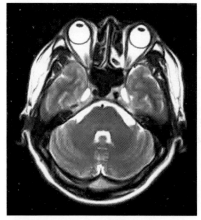

图 3-7-7

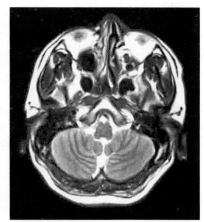

图 3-7-8

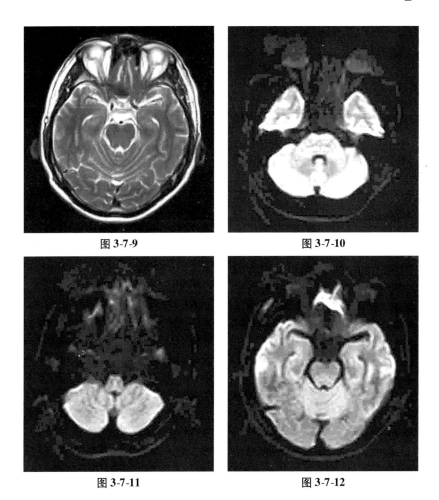

图 3-7-9   图 3-7-10

图 3-7-11   图 3-7-12

辨析：头部轴位扫描时，应以矢状位和冠状位做定位参考，在冠状位定位像上使轴位定位线平行于两侧颞叶底部连线，以保证轴位图像左右对称，利于观察颅内解剖位置。本案例患者的轴位图像左右结构未能对称显示，导致眼眶、窦腔、岩骨、小脑等结构均显示欠佳，尤其是DWI图像上岩骨周围的信号显示更差，其原因是轴位定位线不准确。规范定位线后的复检图像可以清晰显示颅内的对称结构，利于诊断。

案例 8：患者因近日腰腿痛，活动受限，右下肢显著，无外伤史，申请腰椎 MRI 检查。

图 3-8-1~3-8-7：患者矢状位定位线未平行于正中矢状面，导致每幅图像上只能显示一部分脊髓，不利于观察腰段脊髓结构。

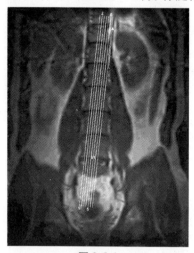

图 3-8-1

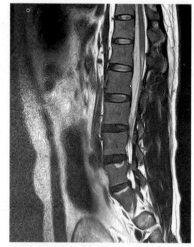

图 3-8-2

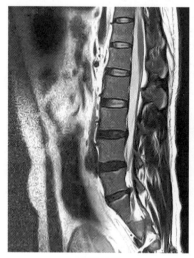

图 3-8-3

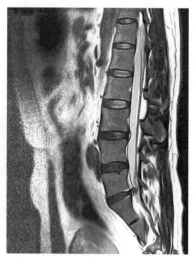

图 3-8-4

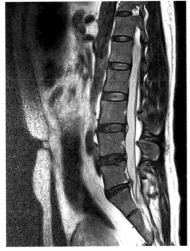

图 3-8-5

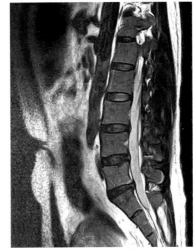

图 3-8-6

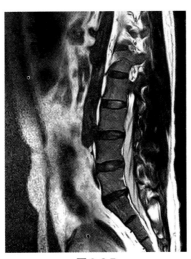

图 3-8-7

　　图 3-8-8～3-8-14：定位线平行于人体正中矢状面,便于观察脊髓和椎体的矢状位结构。

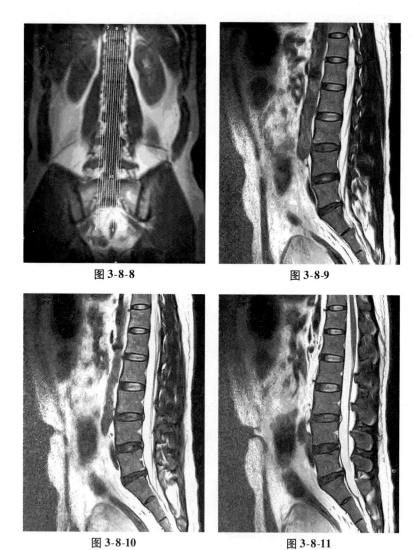

图 3-8-8   图 3-8-9

图 3-8-10   图 3-8-11

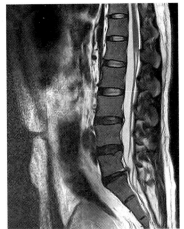

图 3-8-12

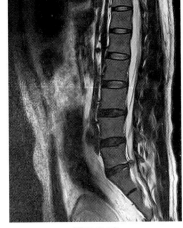

图 3-8-13

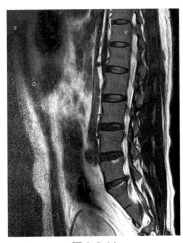

图 3-8-14

　　辨析: 腰椎矢状位是腰椎 MRI 检查的常规位置,定位时,定位线应平行于人体正中矢状面,以便观察脊髓和椎体的矢状位结构。本案例患者的矢状位定位线未平行于正中矢状面,导致每幅图像上只能显示一部分脊髓,不利于观察腰段脊髓结构。重新定位后,调整定位线的角度,腰段脊髓影像可以在一幅图像上清晰显示。

案例9:患者因左肘部疼痛2年就诊,行 MRI 检查。

图 3-9-1~3-9-2:做左肱骨下段磁共振平扫,在轴位最后一个扫描层面上发现异常信号影。

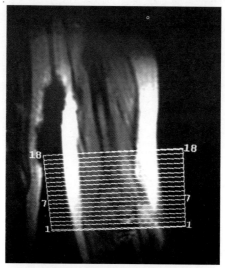

图 3-9-1

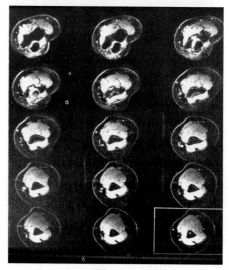

图 3-9-2

　　图 3-9-3～3-9-4：定位线上移,层厚减小,重新扫描,病变显示完整,于左肱骨下段髓腔内发现小片异常信号影,贴近肱骨前缘皮质。

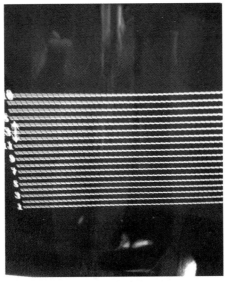

图 3-9-3

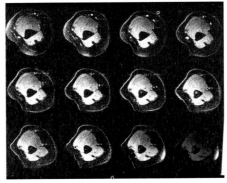

图 3-9-4

　　辨析:并非患者肘部疼痛,病变就一定靠近肘部。应先做冠状位或矢状位的扫描,这有利于发现病变,然后再做轴位的定位,并将病变部位进行全面扫描。

案例 10：患者临床诊断肩袖损伤，行右肩关节 MRI 检查。

图 3-10-1：图像颗粒粗，质量差。

图 3-10-2：线圈没有包绕整个肩关节，重新绑好线圈后再做扫描，图像清晰。

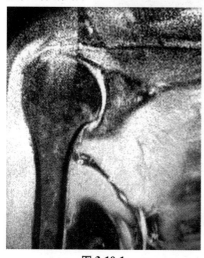

图 3-10-1 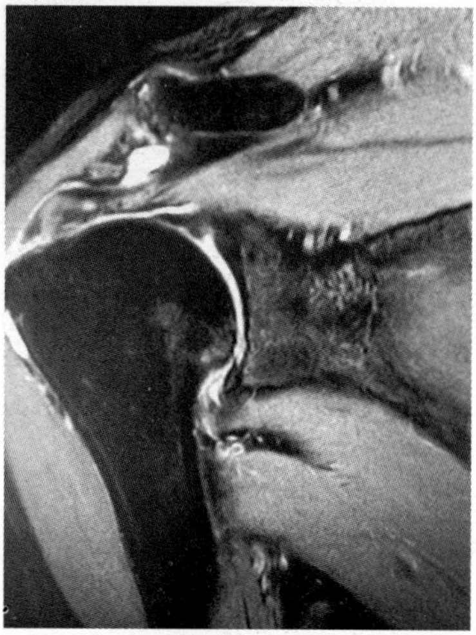　　　　　　　　　　　图 3-10-2

辨析：本案例表面线圈大部分压在患者身后，前面包括得很少，线圈没有把整个肩关节包绕起来。重新绑好线圈后再做扫描，图像清晰。由于表面线圈检测范围小，因此，体位设计是否正确严重影响图像质量的好坏。线圈中心信号强度大，扫描时应贴近检查部位。

案例 11：患者右肩外伤行右肱骨 MRI 检查。

图 3-11-1 ~ 3-11-2：影像未见明显病变。

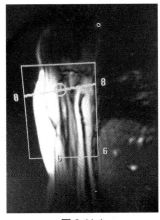
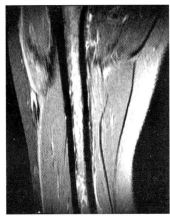

图 3-11-1　　　　　　　　图 3-11-2

图 3-11-3 ~ 3-11-4：把线圈向上移，包括肱骨头在内再做扫描，发现右肱骨头下外缘骨皮质连续性中断，伴有骨髓水肿。

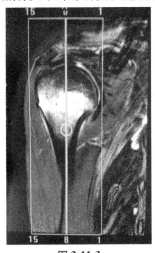
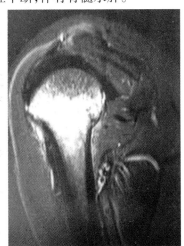

图 3-11-3　　　　　　　　图 3-11-4

辨析：作为成熟的放射师，不能仅看申请单的检查项目，更重要的是了解病史，与患者沟通，检查到位，避免漏诊。

案例12：患者因膝关节不适行 MRI 检查。

图 3-12-1：图像靠下部分噪声大。

图 3-12-2：将表面线圈向下移后再做扫描，图像清晰。

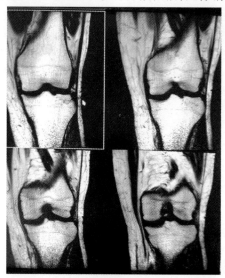

图 3-12-1

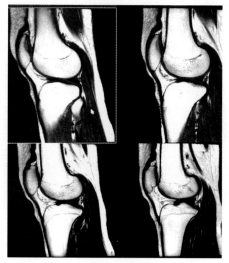

图 3-12-2

　　辨析：当表面线圈捆绑位置靠上,包括股骨较多时,图像靠下部分噪声大。将表面线圈向下移后再做扫描,图像清晰。做膝关节检查时,线圈的中心应对准髌骨下缘。靠近线圈中心的部分信号强度大,偏离线圈中心的部分视觉清晰度降低,视觉噪声变大。

第二节　放大扫描

案例 13：患者近日自觉头晕、乏力、记忆力下降，临床实验室检查结果提示泌乳素增高，无其他不适。为排除鞍区占位，临床申请 MRI 检查。

图 3-13-1 ~ 3-13-4：扫描野为 24 cm×24 cm，扫描层厚为 5.5 mm 的图像。

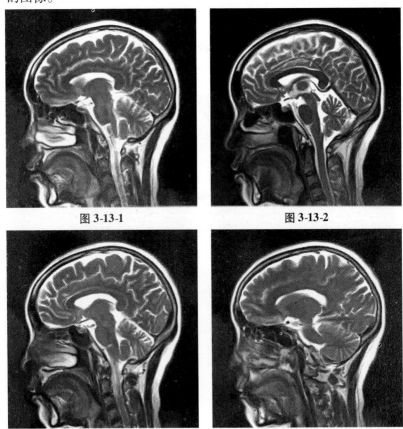

图 3-13-1　　　　　　　　　图 3-13-2

图 3-13-3　　　　　　　　　图 3-13-4

图 3-13-5～3-13-10:扫描野为 16 cm × 16 cm,扫描层厚为 2 mm 的图像。

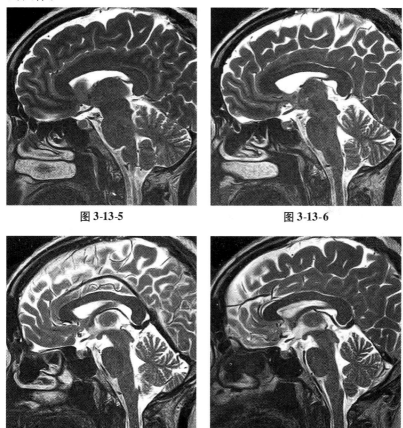

图 3-13-5 图 3-13-6

图 3-13-7 图 3-13-8

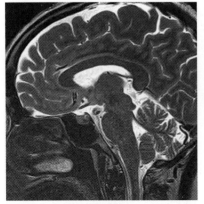
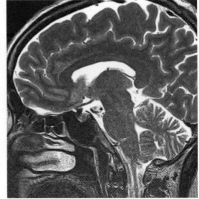

图 3-13-9   图 3-13-10

辨析：当怀疑鞍区病变时，为了更清晰地观察垂体内部的信号情况，应常规行垂体部位的放大扫描，即小扫描野（14～18 cm）和薄层（层厚 2～3 mm）扫描。放大扫描实际上是靶扫描的一种，是图像空间分辨力的提高；而扫描完成后的电子放大，如同老年人戴着放大镜看报纸，是一种像素的放大，没有空间分辨力的提高。本案例患者的矢状位扫描原来选用的参数为扫描野 24 cm×24 cm，扫描层厚 5.5 mm。复检参数更改为扫描野 16 cm×16 cm，扫描层厚 2 mm。薄层扫描后，能有更多的层面显示垂体内部情况，可提供更多的诊断信息。如果能做垂体冠状位动态增强扫描，则病灶显示会更完美。

案例 14：患者因骶尾椎不适，行 MRI 检查。

图 3-14-1：图像放大拍摄照片后，未见明显异常。

图 3-14-2：将图像缩小后拍摄照片，发现尾骨内有异常信号影。

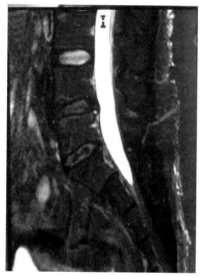

图 3-14-1

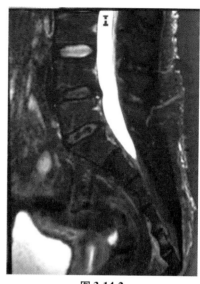

图 3-14-2

　　辨析：在进行电子放大拍摄照片时，需先观察图像边缘是否有病变，若病变靠近图像的边缘，在拍摄时最好不要放大图像，以免漏诊。

第三节 增强及 MRA

案例 15:患者因视力下降 10 余天,行颅脑 MRI 检查。

图 3-15-1 ~ 3-15-2:蝶鞍内可见一软组织信号肿块影,考虑垂体大腺瘤,累及视交叉。

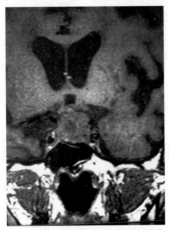

图 3-15-1

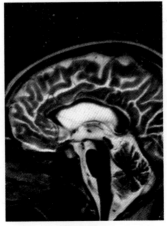

图 3-15-2

图 3-15-3 ~ 3-15-4：增强扫描后确诊为垂体大腺瘤。

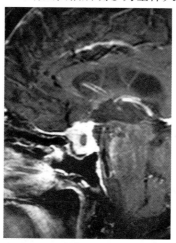

图 3-15-3

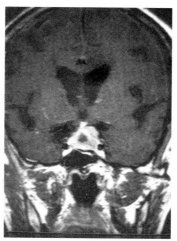

图 3-15-4

辨析：放射师在熟知解剖学的基础上,也需知晓影像诊断学。这样,放射师就可以对本案例患者进行冠状位平扫加动态增强扫描,一方面可以提供更丰富的病灶特点,另一方面可省去患者再次往返医院的麻烦。

案例16：患者三叉神经痛1年余，入院行 MRI 检查。

图 3-16-1：时间飞越(time of flight,TOF)MRA 图像。

图 3-16-2：TRA(横断位) T2W/3D/DRIVE 图像。

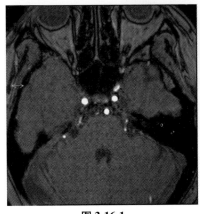
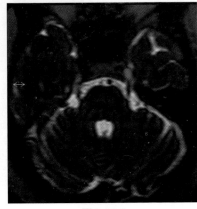

| 图 3-16-1 | 图 3-16-2 |

辨析：图示为右侧三叉神经与邻近血管相邻、交叉。本案例是 TOF MRA 序列与 T2W/3D/DRIVE 序列的应用。对这两个序列显示血管压迫性颅神经病变解剖细节的分析，T2W/3D/DRIVE 序列对于显示颅神经的解剖走行清晰，但与血管信号类似，难以判断血管与颅神经；TOF MRA 序列则显示血管走行好，可以明确显示微小血管的形态，但对血管外结构分辨力较差。颅神经的发病因素较多，可由肿瘤、炎症、囊肿、脱髓鞘病变及血管压迫等引起。其中，血管压迫引起的三叉神经痛与面肌痉挛最为常见。明确显示颅神经与其邻近血管解剖走行及关系，对于确定三叉神经痛与面肌痉挛的治疗方案非常关键。

案例 17：患者头晕 3 月余，入院行 MRI 检查。

图 3-17-1 ~ 3-17-4：MIP TOF-MRA 图像。

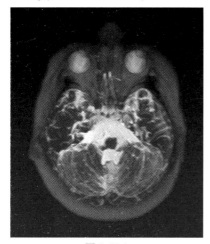

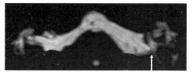

图 3-17-2

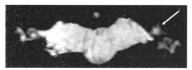

图 3-17-3

图 3-17-1

图 3-17-4

图 3-17-5：TRA T2W/3D/DRIVE 图像。

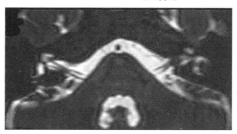

图 3-17-5

图 3-17-6 ~ 3-17-7：TRA T1W/3D/TFE 平扫加增强图像。

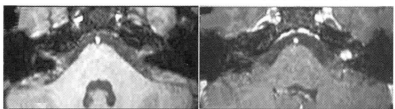

图 3-17-6

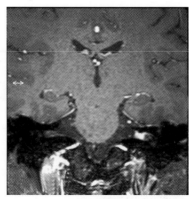

图 3-17-7

辨析:本案例显示左侧内耳道内可见小结节状异常信号影,约为6 mm,T1 加权图像(T1WI)呈等信号、T2 加权图像(T2WI)呈等稍低信号。增强检查呈明显强化,强化欠均匀,考虑神经鞘瘤。本案例主要采用 T2W/3D/DRIVE 序列用于内耳道成像。内耳膜迷路由膜半规管、蜗半规管、椭圆囊和球囊组成,其内含有内淋巴液,外有骨迷路包绕,内耳道内充满脑脊液。采用 T2W/3D/DRIVE 序列,重 T2 加权突出膜迷路内淋巴和内耳道内脑脊液的信号,使之呈高信号,而骨性结构如螺旋板、蜗轴则呈低信号,这样可突出膜迷路和内耳道的影像。经 MIP 三维重组后还可多方向、多角度地观察这些细小复杂的解剖结构。磁共振内耳道成像使耳显微外科疾病的诊断更加直观、科学,可以清晰显示内耳膜迷路与内耳道结构和解剖的位置关系,可显示先天性的发育异常,了解内耳发育不良的程度和部位,如 Michel 畸形、耳蜗导管扩张及耳硬化症等;直接显示内淋巴囊,对迷路炎、迷路积水及梅尼埃病的诊断有帮助;可在术前为内耳显微外科手术提供可靠的解剖信息,但是,因为磁共振本身的禁忌因素,不适合耳蜗移植术后的复查。

案例 18：患者因发热 4 天伴腰痛，行腰椎 MRI 检查。

图 3-18-1 ~ 3-18-2：平扫显示 L5，S1 附件骨质信号异常。

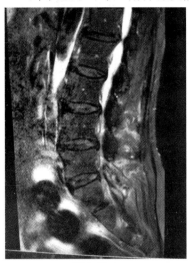

图 3-18-1

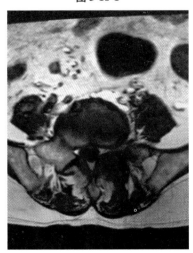

图 3-18-2

图 3-18-3 ~ 3-18-4：增强扫描，L3 到 S1 水平硬脊膜外可见条形异常强化影，L4 到 S1 水平脊柱左后方软组织呈大片异常强化影，考

虑 L5,S1 左侧椎小关节感染性病变。

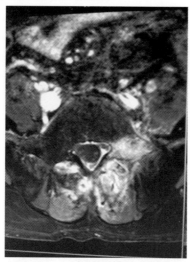

图 3-18-3

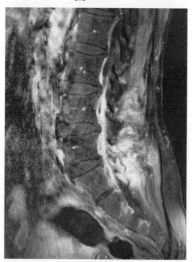

图 3-18-4

辨析: 在平扫发现病灶时,往往需进行增强扫描,以提供更丰富的病灶特点,尤其是感染性病变、占位性病变。在 MRI 增强扫描时,往往采用 T1WI。

第四节 脂肪抑制

案例 19:患者高处坠落受伤入院 1 周,行 MRI 检查。

图 3-19-1:SAG(矢状位) T2W/DRIVE 图像。

图 3-19-2:SAG T1W/TSE 图像。

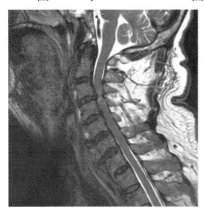

图 3-19-1 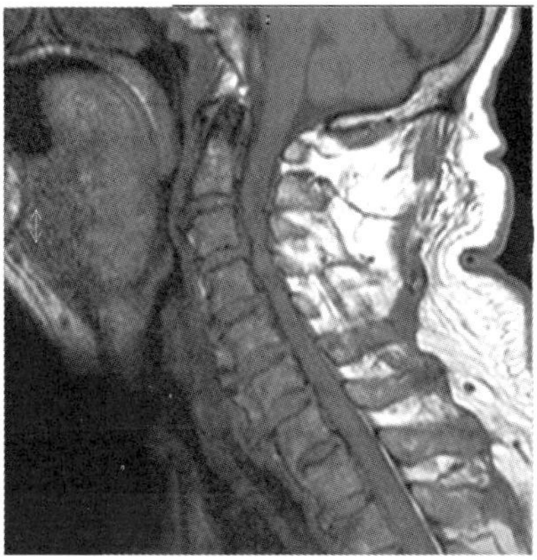 图 3-19-2

图 3-19-3:SAG STIR/TSE 图像。

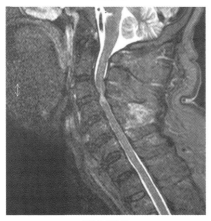

图 3-19-3

辨析：C3 ~ 4 椎体水平脊髓可见斑片状异常信号影,在 T2WI 上呈高信号影,椎旁软组织肿胀,在压脂序列上呈高信号。诊断:C3 ~ 4 和 C4 ~ 5 椎间盘突出(中央型)伴脊髓损伤;C6 椎体骨挫伤;颈椎软组织损伤。脂肪抑制可以提供鉴别诊断信息,减少运动伪影和化学位移伪影,改善图像对比,提高病变检出率,增加增强扫描效果等。短 T1 反转恢复序列(STIR)的优点为场强依赖性低,对磁场均匀度的要求也较低,且对大范围 FOV 扫描的脂肪抑制效果较好。此脂肪抑制突出病灶的显示,使周围信号降低。

案例 20:患者双上肢无力 1 年入院,行 MRI 检查。

图 3-20-1:SAG T2W/DRIVE 图像。

图 3-20-2:SAG T1W/TSE 图像。

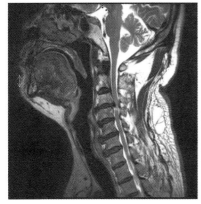 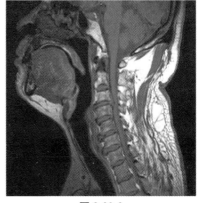

图 3-20-1   图 3-20-2

图 3-20-3:SAG STIR/TSE 图像。

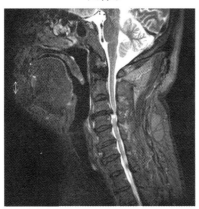

图 3-20-3

辨析:C3～4 和 C4～5 椎间盘层面脊髓明显受压,其内可见
T2WI 高信号;C4～5 椎体层面颈项部皮下可见一类圆形异常信号
影,在 T1WI 及 T2WI 上均呈高信号,压脂序列上呈低信号。诊断为
C5～6 和 C6～7 椎间盘突出,继发椎管狭窄伴脊髓慢性损伤;C4～5

椎体层面颈项部皮下脂肪瘤。目前,脂肪抑制应用比较广泛的技术主要有3种:频率选择饱和法、短 T1 反转恢复序列(STIR)与精确频率反转恢复脂肪抑制技术(SPAIR)。STIR 是抑制脂肪的 IR 技术,压脂程度较好、均匀,但图像信噪比(信噪比参见本章第十一节)低,而且会同时抑制 T1 值相似的组织,由于长 TR 导致扫描时间长。STIR 对外磁场(B0)和射频场(B1)不均匀性较不敏感,在高、低场强磁共振(MR)均可用。此脂肪抑制使病灶信号降低,从而证实为脂肪瘤。

案例21:患者腰腿痛1月余入院,既往乳腺癌术后6年,行MRI全脊柱检查。

图3-21-1:从左至右依次为SAG T2W/TSE,T1W/TSE,T2W/STIR,全身DWI图像。

图3-21-2:PET/CT图像。

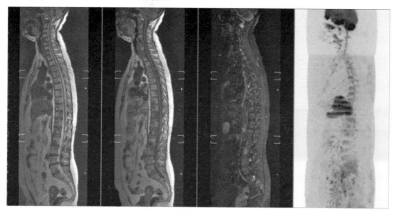

图3-21-1

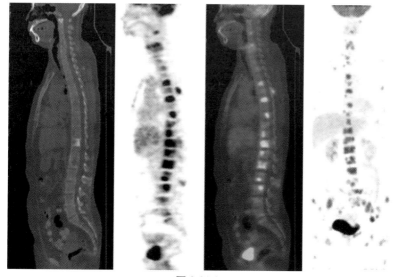

图3-21-2

辨析: 颈胸椎椎体可见多发斑片状异常信号影,T1WI 及 T2WI 呈不均匀低信号,STIR 脂肪抑制序列上呈不均匀较高信号。提示转移瘤可能性大,加扫全身 DWI。背景抑制的全身 MR DWI 抑制了体内大部分正常组织的信号;转移瘤由于分子运动受限,呈高信号,与该患者 PET/CT 检查结果相符。全身 MR DWI 采用反转恢复回波平面弥散序列成像,经组织背景抑制及图像翻转技术处理后所得。因该技术对恶性肿瘤检查具有很高的敏感性,可以获得类似正电子发射计算机断层显像(positron emission tomography,PET)的全身特异性肿瘤成像,可直观立体地显示病变部位形态、大小及范围,故又称"类 PET"成像。其成像技术简单,无需提前准备,检查费用低,无创、无电离辐射、无需注射对比剂,安全性高,检查时间短,适合危重患者、恶性肿瘤治疗后长期随访的患者以及健康人群查体。

案例 22：患者无外伤史，腰部酸痛不适 2 个月，活动轻度受限，行腰椎 MRI 检查。

图 3-22-1～3-22-2：腰椎 MRI 检查未见异常。

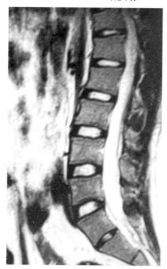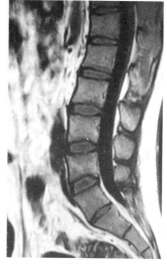

| 图 3-22-1 | 图 3-22-2 |

图 3-22-3：加扫骶髂关节冠状位脂肪抑制像，发现双侧骶髂关节软骨下骨质水肿，考虑强直性脊柱炎。

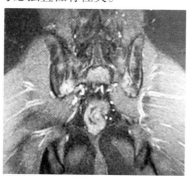

图 3-22-3

辨析：强直性脊柱炎好发人群为 20 岁左右的年轻人，早期临床症状不典型，可表现为腰部症状，冠状扫描可完善检查，避免漏诊。

案例 23：患者不适行骶髂关节 MRI 检查。

图 3-23-1：采用 ideal 序列扫描的图像。

图 3-23-2：采用 STIR 序列扫描的图像。

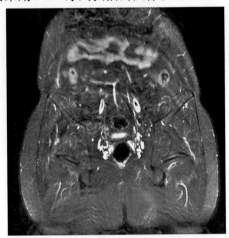

图 3-23-1

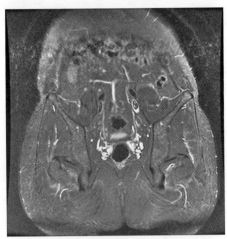

图 3-23-2

　　辨析：采用水质分离技术（ideal）序列扫描，此序列对呼吸运动敏感，出现运动伪影。采用 STIR 序列，伪影消失，图像清晰度提高。

案例 24：患者左大腿内侧包块 10 余年，明显增大 2 月余，行左大腿 MRI 检查。

图 3-24-1：因脂肪抑制不均匀，影响图像正常显示。

图 3-24-2：采用脂肪抑制技术 STIR 序列，伪影消失。

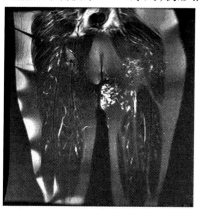

图 3-24-1

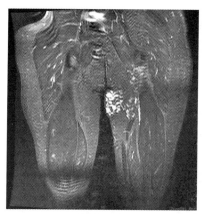

图 3-24-2

辨析：MRI 脂肪抑制技术 STIR 序列对磁场均匀度不敏感，脂肪抑制均匀，但图像信噪比低；而常规脂肪抑制序列（SE 脂肪抑制，GRE 脂肪抑制）对磁场均匀度敏感且常出现脂肪抑制不均匀的现象，但图像信噪比高。

案例 25：患者因摔伤 1 日，行膝关节 MRI 检查。

图 3-25-1：常规矢状位成像上不能很好地显示髌股关节脱位及内侧支持带损伤程度。

图 3-25-2：常规冠状位成像上不能很好地显示髌股关节脱位及内侧支持带损伤程度。

图 3-25-3：增加横断位脂肪抑制像，以准确地评估关节对位及损伤情况。

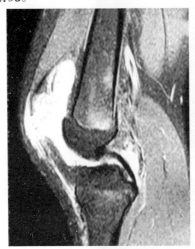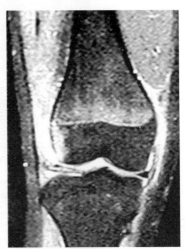

图 3-25-1 　　　　　　　　　　图 3-25-2

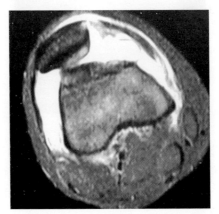

图 3-25-3

辨析：在常规矢状及冠状成像上不能很好地显示髌股关节脱位及内侧支持带损伤时，尤其是青少年外伤患者，如怀疑急性滑脱性髌股关节撞击综合征，则应增加横断位脂肪抑制像，以准确评估关节对位及损伤情况。

案例 26：患者因左小腿肿痛半年入院，行 MRI 检查。

图 3-26-1：从左至右依次为 T2W/TSE，PDW/TSE，T2W/SPAIR，COR（冠状位）T2W/SPAIR 图像。

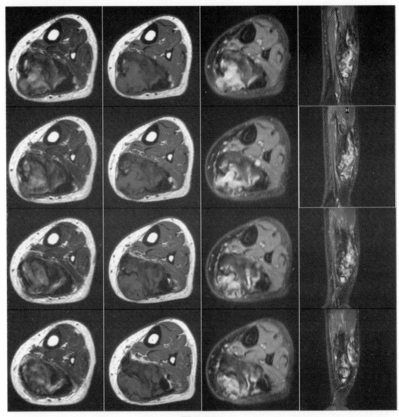

图 3-26-1

辨析：左小腿中下段后内侧肌肉软组织内见不规则团块状异常信号，其内信号欠均匀，质子加权图像（PDWI）呈低信号，T2WI 呈稍高信号及低信号，SPAIR 呈不均匀高信号，邻近软组织受压。诊断患者左小腿中下段软组织占位性病变。本案例采用了磁共振脂肪抑制技术。在磁共振成像中，由于脂肪组织具有短 T1 和中等 T2 弛豫时间的物理特性，在 T1 和 T2 加权图像中脂肪组织呈现高信号和中高信号。这种信号会掩盖邻近正常及病变组织的信号显示,主要表现在 T1 加权图像中识别脂肪组织中的小病灶,或在 T2 加权图像的高信号组织中鉴别液体带来很大困难。因此,采用脂肪抑制技术消除这些高信号的干扰会对诊断起很大的作用。SPAIR 是使用频率选择性脂肪饱和,并自动计算反转时间以最大程度抑制脂肪信号,其脂肪抑制程度较好、均匀,图像信噪比高,扫描时间较短。SPAIR 对 B0 不均匀性和 B1 不均匀性均敏感。因此,它是高场强 MR 新的脂肪抑制技术。由于颈部解剖结构复杂,SPAIR 脂肪抑制效果很差,STIR 抑制效果较好,因此临床工作中要斟酌使用。

案例 27:患者左侧小腿肿痛伴活动受限 1 年余,无外伤史,行胫腓骨 MRI 检查。

图 3-27-1:T2WI 骨髓内可见团片状高信号影,边界清楚,骨皮质增厚。

图 3-27-2:T1WI 骨髓内可见团片状高信号影,边界清楚,骨皮质增厚。

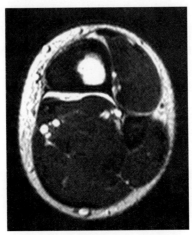

图 3-27-1

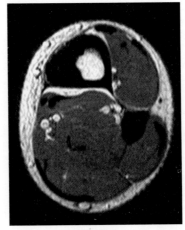

图 3-27-2

图 3-27-3：进行 STIR 序列扫描显示骨髓内可见团片状低信号影。经临床诊断,患者左侧胫腓骨下段改变,考虑为硬化性骨髓炎。

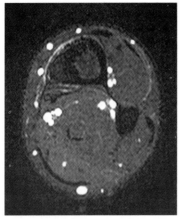

图 3-27-3

辨析：T2 WI 及 T1 WI 均可见团片状高信号影,加扫 STIR 序列可见团片状低信号影,这说明此团片影为脂肪性质,可作为进一步临床诊断的依据。

第五节 水抑制

案例 28：患者因肺癌脑转移瘤行 γ 刀治疗，行头颅 MRI
检查。

图 3-28-1：T2WI 图像上双侧额叶可见团片状异常信号影，边界
欠清，以右侧额叶为主，其内信号欠均匀。

图 3-28-2：增强扫描后病灶强化不明显。

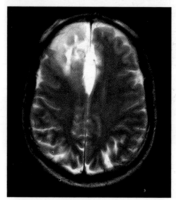

图 3-28-1

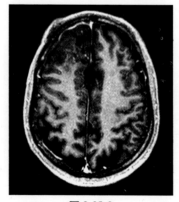

图 3-28-2

图 3-28-3：加扫轴位 FLAIR 显示双侧额叶病灶见明显强化。经临床诊断，患者患右侧额叶胶质瘤。

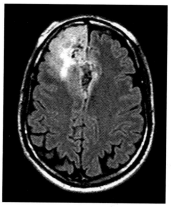

图 3-28-3

辨析：对于增强扫描后图像增强效果不明显且病灶边缘欠清楚的一类肿瘤性病灶，加扫 FLAIR，有利于病灶的显示。FLAIR 采用长反转时间（TI）和长回波时间（TE），产生液体信号为零的 T2WI，是一种水抑制的成像方法。

第六节　预饱和

案例 29：患者头痛、头晕，行头颅 MRI 检查。

图 3-29-1 ~ 3-29-2：大脑颞叶边缘及椎动脉处可见斑点状、条状高信号影，影响对周围组织的诊断。

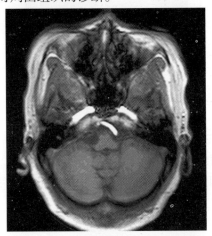

图 3-29-1

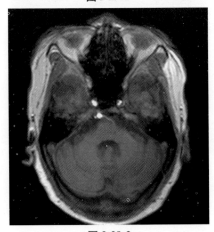

图 3-29-2

图 3-29-3～3-29-4：加饱和带后扫描,斑点状及条状高信号影消失。

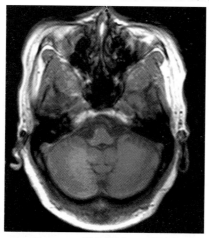

图 3-29-3

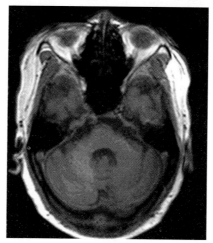

图 3-29-4

  辨析:行头部轴位 T1WI 序列扫描时,可加饱和带扫描,避免血管影像对诊断效果的影响。预饱和技术可用于各种脉冲序列,可抑制运动伪影,最多可放 6 个方向的饱和带。饱和带越多,抑制伪影的效果越好,但要减少扫描层数或增加扫描时间;饱和带越窄,越靠近感兴趣区,抑制伪影效果越好。

案例30：患者颈部、右上肢及双下肢麻木4年，行颈椎MRI检查。

图3-30-1：因患者配合不当产生条带状伪影。

图3-30-2：在颈椎MRI检查过程中，嘱患者平静呼吸，勿张嘴及做吞咽动作，并在颈椎前加一个预饱和带，伪影消失。

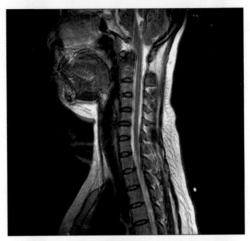

图3-30-1

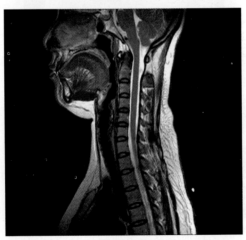

图3-30-2

　　辨析:在颈椎MRI检查过程中,往往需嘱患者平静呼吸,勿张嘴及做吞咽动作,并在颈椎前加一个预饱和带,以消除伪影。同理,图3-30-3～3-30-5为吞咽伪影图像;图3-30-6～3-30-8为伪影消失图像。此外,对于有血管搏动影响的,如胸椎也需要加预饱和带。

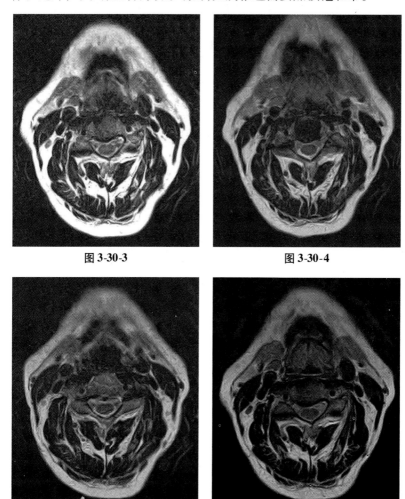

图 3-30-3　　　　　　　　　　　　　图 3-30-4

图 3-30-5　　　　　　　　　　　　　图 3-30-6

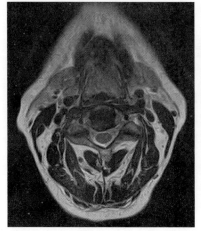

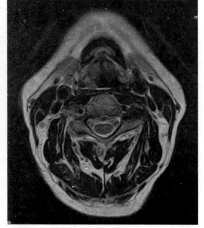

图 3-30-7　　　　　　　　　　　　　　图 3-30-8

第七节　相位编码

案例 31：患者因头晕 1 年余就诊，无其他异常不适，申请头颅 MRI 检查。

图 3-31-1：患者的轴位 T2 液体抑制反转恢复序列（fluid-attenuated inversion-recovery，FLAIR）图像上，见双侧基底节区的圆形高信号影。

图 3-31-2：将相位编码方向设置为前后方向，伪影得到改善。

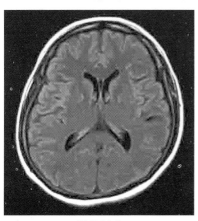
图 3-31-1

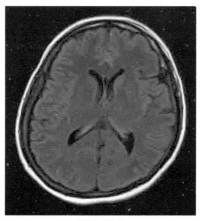
图 3-31-2

辨析：侧脑室内脑脊液搏动伪影是一种常见的伪影，伪影较重时，可以通过改变相位编码方向得到改善。相位编码方向设置的原则是，尽量选择径线较短的方向，或者选择不影响观察脑实质组织的方向。此案例患者的轴位 T2 FLAIR 图像上，双侧基底节区的圆形高信号影实际是侧脑室内脑脊液的搏动伪影，影响了基底节区的观察。因此，把相位编码方向设置为前后方向，伪影就会得到改善。

案例32：患者因外伤致颈部疼痛数日，行颈椎 MRI 检查。

图 3-32-1：箭头所示部位可见细条状高信号影，影响诊断。

图 3-32-2：改变相位编码方向前后扫描，原图箭头部位条状高信号影消失。

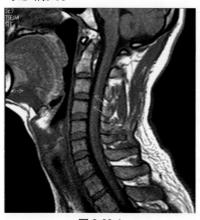

图 3-32-1   图 3-32-2

辨析：颈椎 MRI 扫描时，发现条状高信号伪影，改变相位编码方向扫描，可避免伪影对图像质量的影响。在频率编码方向上的 FOV 缩小时，不减少扫描时间，而在相位编码方向上的 FOV 缩小时，可以减少扫描时间。但相位编码方向 FOV 应放在成像平面最小径线方向，不但能节省扫描时间，而且可避免产生卷褶伪影（卷褶伪影参见本章第十五节）。

案例33：患者因胸椎不适行 MRI 检查。

图 3-33-1：因呼吸造成图像模糊。

图 3-33-2：将相位编码方向改为左右方向，伪影消失，图像清晰度提高。

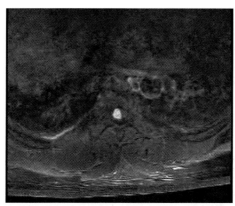

图 3-33-1

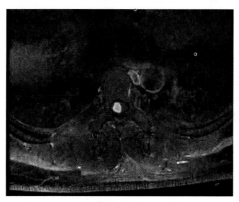

图 3-33-2

辨析：在进行胸椎 MRI 扫描时，常常会因呼吸运动造成图像模糊，或是血管搏动造成伪影。这时可以将相位编码方向改为左右方向，使图像运动伪影消失，从而改善图像质量。

案例34:患者因近 2 个月厌油腻食物,上腹部隐痛不适 1 周。行 CT 检查后,疑胆总管下段结石,临床考虑为胆囊结石伴慢性胆囊炎,申请磁共振胰胆管成像(MRCP)检查。

图 3-34-1 ~ 3-34-4:患者轴位 T2 扫描序列,选择相位编码方向为前后方向,胆囊伪影较重。

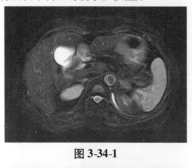

图 3-34-1

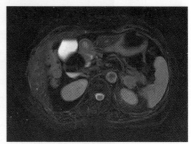

图 3-34-2

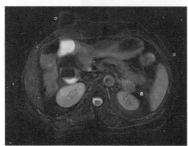

图 3-34-3

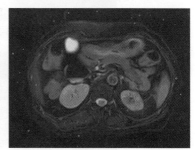

图 3-34-4

图 3-34-5 ~ 图 3-34-8:将相位编码方向改为左右方向后,图像质量有所改善。

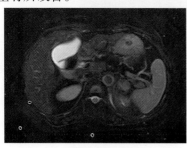

图 3-34-5

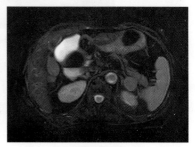

图 3-34-6

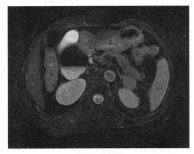
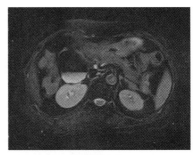

图 3-34-7   图 3-34-8

辨析:行腹部 MRCP 扫描时,胆囊的搏动伪影因人而异。对于伪影较重的患者,应该观察图像及病变位置,通过更改相位编码方向让伪影避开病变部位。本案例患者的轴位 T2 扫描序列,常规选择相位编码方向是前后方向,鉴于胆囊伪影较重,将相位编码方向改为左右方向后,复检图像质量较好。

案例35：患者右髋关节疼痛4年加重10天,饮酒30年,入院行MRI检查。

图3-35-1：TRA　T2W/SPAIR,相位编码方向为前后,显示血管搏动伪影。

图3-35-2：TRA　T2W/SPAIR,相位编码方向为左右,使股骨头病变得到排除。

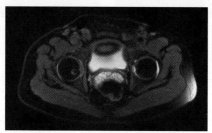

图3-35-1

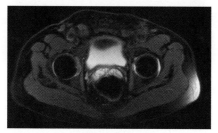

图3-35-2

辨析：血管搏动伪影是运动伪影的一种,其产生的主要原因是血管搏动是随机的、不自主的、无规律的生理运动。由于相位编码与采样存在一段时间间距,因此,运动导致相位编码方向空间频率编码错位,并形成错误记录而产生连续性模糊伪影。无规律运动伪影可采用左右方向的相位编码使运动产生的伪影位于解剖之外。流动的血液、脑脊液伪影在相位编码方向上,当扫描平面与血管走行方向平行时,会产生与血管形状类似的条状阴影。使用预饱和技术可消除来自扫描层上下方的血管伪影。另外,相位、频率方向交换,可使伪影方向变换90°,而使病变区避开伪影干扰。

案例 36：患者外伤后右侧膝关节疼痛，活动受限，行膝关节 MRI 检查。

图 3-36-1：在相位编码方向前后扫描见线性斑点状高信号影且经过腘动脉。

图 3-36-2：改变相位编码方向左右扫描，伪影消失。

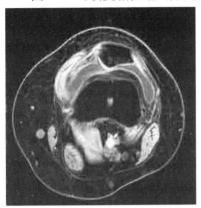 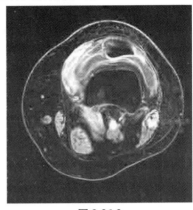

图 3-36-1   图 3-36-2

辨析：将线性斑点状高信号影以腘动脉为轴变换 90°，改变相位编码前后方向为左右方向，伪影即消失。由于腘动脉血流搏动较大，在相位编码方向上容易产生搏动伪影而影响诊断，此时变换编码方向，即可排除混杂在组织内的高信号伪影。

案例 37:患者右膝关节疼痛 1 年余,无外伤史,临床考虑慢性膝关节损伤,申请 MRI 检查。

图 3-37-1 ~ 3-37-4:膝关节的前后方向上,伪影影响交叉韧带的显示。

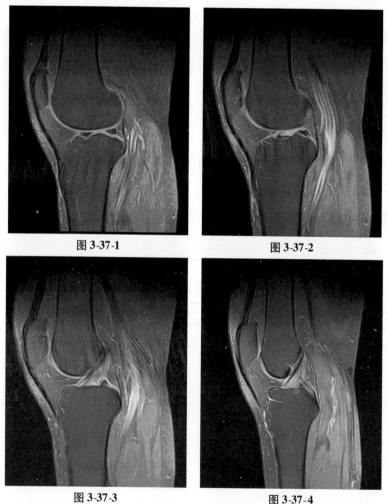

图 3-37-1   图 3-37-2

图 3-37-3   图 3-37-4

图 3-37-5 ~ 3-37-8:相位编码方向更改为上下方向,有效地改善了图像的质量。

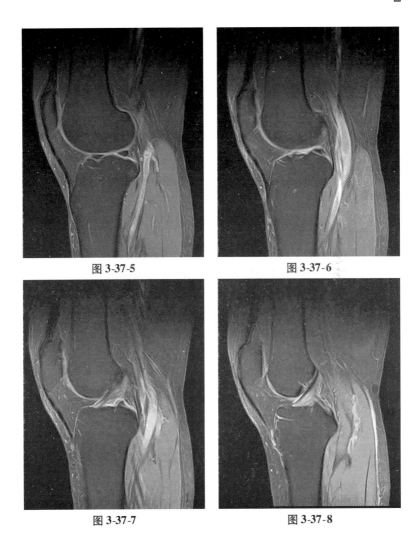

图 3-37-5 图 3-37-6

图 3-37-7 图 3-37-8

　　辨析:在膝关节的矢状位扫描时,胭窝处有较粗大的血管沿上下方向通过,为了避免血管搏动伪影影响膝关节的影像信号,可选择相位编码方向为上下方向。本案例在膝关节的前后方向上,有类似水波纹样的搏动伪影,影响交叉韧带的影像信号。当相位编码方向更改为上下方向后,有效地改善了图像的质量,避免了伪影对显示交叉韧带的影响。

第八节　信噪比

案例38：患者不适行盆腔 MRI 检查。

图 3-38-1：T1WI 因 FOV 小，信噪比低。

图 3-38-2：在 T1WI 扩大 FOV，信噪比提高。

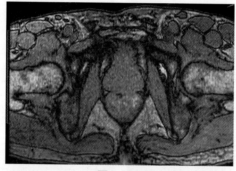

图 3-38-1

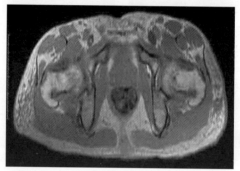

图 3-38-2

辨析：通常，有下面公式：

$$像素 = FOV/矩阵。$$

FOV 缩小时，像素变小，其图像的空间分辨力提高，噪声加大，信噪比下降；反之，信噪比升高。图 3-38-2 因扩大 FOV，信噪比提高，而图 3-38-1 因 FOV 过小，噪声较大。

第九节　扫描参数

案例39：患者主因头晕,头部及双手不自主抖动,记忆力减退1个月就诊,有高血压病史,冠心病病史,申请头部MRI检查。

图3-39-1～3-39-4:T2加权像的重复时间(repetition time,TR)设置为2 650 ms。

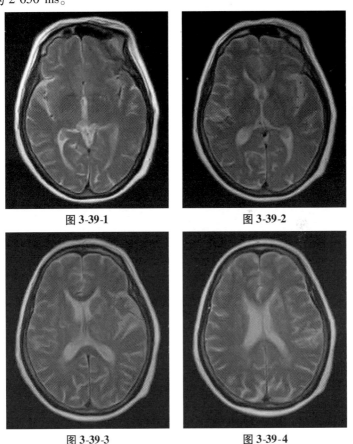

图3-39-1　　　　　　　　　图3-39-2

图3-39-3　　　　　　　　　图3-39-4

图 3-39-5 ~ 3-39-8：将 TR 改为 5 000 ms 重新扫描后，图像的组织对比良好。

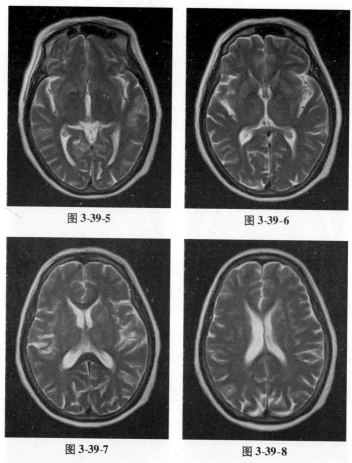

图 3-39-5   图 3-39-6

图 3-39-7   图 3-39-8

辨析：考虑到该患者的头部及双手不自主抖动的情况，希望将扫描时间缩短，以获得稳定的图像。为了缩短扫描时间，可以改变 TR，同时要兼顾图像的灰白质、脑脊液的对比度。本案例患者的轴位 T2 加权像的 TR 设置为 2 650 ms，扫描后图像的对比度欠佳，组织的弛豫时间不够充分，T2 对比不足。重新调整时间，将 TR 改为 5 000 ms 重新扫描后，图像的组织对比良好。

案例 40：患者右侧肢体活动不利、语言含混不清 2 小时，入院行 MRI 检查。

图 3-40-1：TRA　T2W 图像，T2W/TSE/9S。

图 3-40-2：TRA　T1W 图像，T1W/FFE。

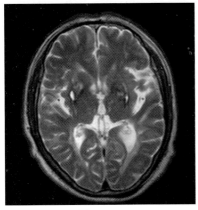

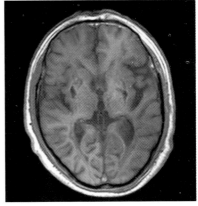

图 3-40-1　　　　　　　　　　　图 3-40-2

图 3-40-3：TRA　DWI/SSH 的图像。

图 3-40-4：TRA　DWI/SSH，ADC 的图像。

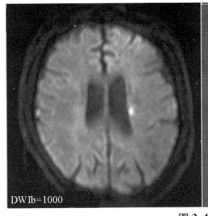

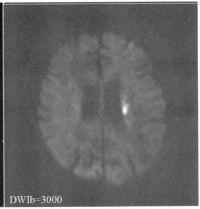

图 3-40-3

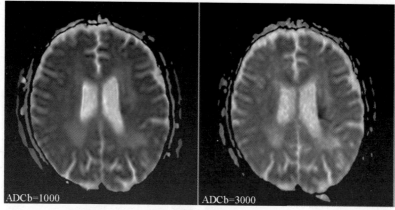

图 3-40-4

辨析：该患者左侧基底节区可见片状异常信号影，DWI 呈高信号、ADC 呈低信号。在 DWI 技术中，把施加的扩散敏感梯度场参数称为 b 值，也称扩散敏感因子。b 值越高，对布朗运动越敏感，即出现轻微的水分子运动受限就可以检测出相应的信号改变。本案例的检查结果进一步说明 b 值越高，对扩散越敏感，病变的检出率越高，而且显示的病灶大小、范围以及信号强度更好。因此对于临床怀疑急性脑梗死的患者应该尽可能使用高 b 值（b≥2 000 s/mm²）扩散成像序列。随着 b 值的升高，图像的信噪比（signal to noise ratio，SNR）和对比度噪声比（contrast to noise ratio，CNR）会有不同程度地下降，但是可以通过增加信号平均次数，加大矩阵等措施来改善 SNR 和 CNR。及时发现病灶，尤其是发病 6 小时以内的小病灶，比常规优质的图像更重要，更具有临床意义。

案例 41：患者突发右侧肢体无力 4 小时，左侧肌力欠佳，行头颅 MRI 检查。

图 3-41-1：采用 DWI（b = 1 000 s/mm²）序列扫描，图像左侧基底节区可见团块状高信号影。

图 3-41-2：采用 DWI（b = 3 000 s/mm²）序列扫描，图像左侧基底节区见团片状高信号影，右侧脑室旁见斑片状稍高信号影。

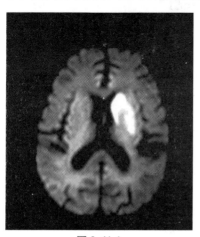　　　　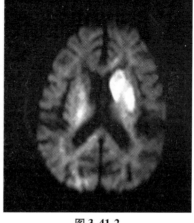

图 3-41-1　　　　　　　　　　　图 3-41-2

辨析：DWI 序列常规参数为 b = 1 000 s/mm² 的影像可以满足临床绝大部分急性脑梗死的诊断需要，但影像与临床体征有差异时，可加扫 b = 3 000 s/mm² 的 DWI 序列，可以发现潜藏的病灶，避免漏诊。

案例42:患者因头部不适,行颅脑DWI检查。

图3-42-1:b=1 500 s/mm²,图像信噪比较高,但肿瘤内部结构显示欠佳。

图3-42-2:b=2 000 s/mm²,图像信噪比下降,但肿瘤内部结构显示较好。

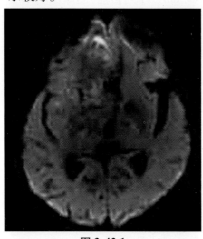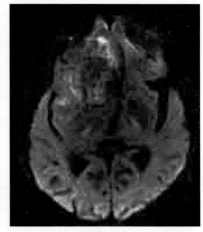

图3-42-1   图3-42-2

辨析:b值对DWI影响较大。b值越高对水分子扩散运动越敏感,但b值增高也有负面影响,即图像的信噪比(SNR)低。因此,一般b值选择在800~1 500 s/mm²。b值较高时,图像信噪比下降,但组织结构显示较好,尤其对肿瘤内部及周边结构的显示较佳。

案例43:患者因体检发现肾功能低下,超声检查考虑右侧肾动脉狭窄,申请肾动脉 MRA 检查。

图 3-43-1:BBTI = 1 200 ms 的图像。

图 3-43-2:BBTI = 1 600 ms 的图像。

图 3-43-3:BBTI = 1 900 ms 的图像,可以清晰观察肾动脉的走形和分支。

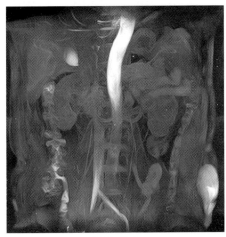

图 3-43-1

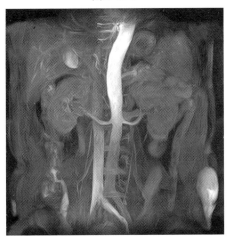

图 3-43-2

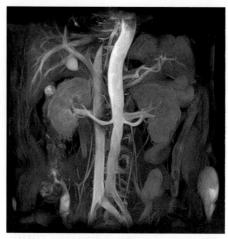

图 3-43-3

辨析：肾动脉无对比剂行 MRA 扫描时,除了常规胃肠道准备并禁食禁饮外,为了让肾 MRA 的显影清晰,一个关键参数就是黑血翻转时间(BBTI)的选择。BBTI 过短时,肾动脉信号较低,而近心端腹主动脉信号较好;BBTI 过长时,肾动脉远端的腹主动脉信号较高而肾动脉信号较低。本案例患者的 BBTI 分别为 1 200 ms 和 1 600 ms 时,时间过短,可以观察到肾动脉的信号还没有亮起来,不利于观察。当 BBTI 为 1 900 ms 时,可以清晰观察肾动脉的走形和分支,显示较好。

第十节 多角度扫描

案例 44:患者因不慎扭伤腿就诊,疼痛显著,不能承重,活动受限,临床考虑半月板及后交叉韧带损伤,申请膝关节 MRI 检查。

图 3-44-1~3-44-4:标准矢状位扫描显示后交叉韧带全长走行欠佳。

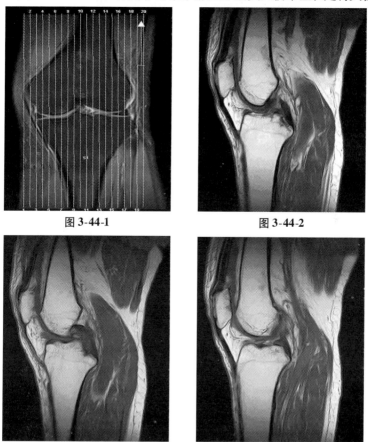

图 3-44-1

图 3-44-2

图 3-44-3

图 3-44-4

图 3-44-5 ～ 3-44-8：应用斜矢状位扫描，后交叉韧带全长显示清晰。

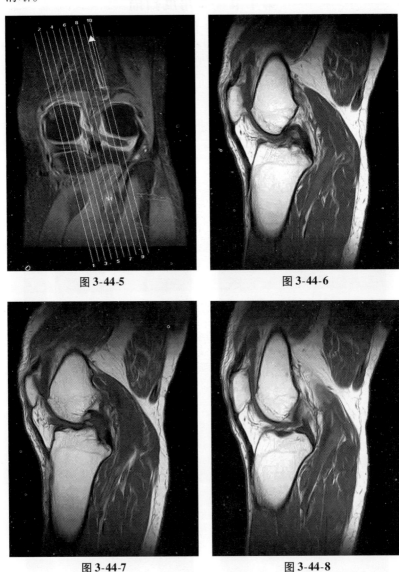

图 3-44-5

图 3-44-6

图 3-44-7

图 3-44-8

辨析:当临床考虑为膝关节外伤后交叉韧带损伤时,矢状位图像能清晰显示十字韧带。一般应选择斜矢状位扫描,即以冠状位和轴位图像为定位图,在冠状位上定位时,扫描线平行于后交叉韧带。如果选择正中矢状位扫描,则后交叉韧带显示分段,在斜矢状位图像上,可以在一个层面上比较完整地显示后交叉韧带。斜矢状位扫描对于观察后交叉韧带全长效果优于标准矢状位扫描。

案例 45：患者因车祸受伤，行膝关节 MRI 检查。

图 3-45-1：常规矢状位前交叉韧带显示不清，可能会误认为韧带损伤。

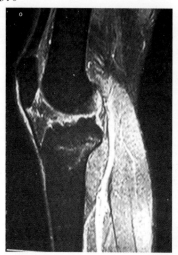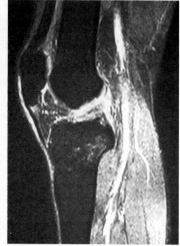

图 3-45-1

图 3-45-2：定位线内斜 15°矢状位扫描。

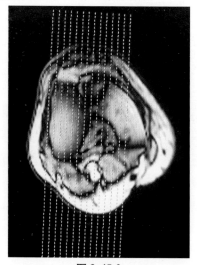

图 3-45-2

图 3-45-3～3-45-4:前交叉韧带清晰显示。

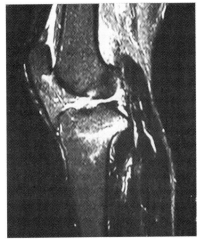
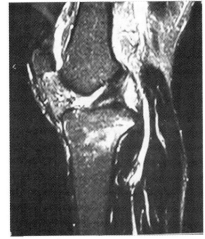

图 3-45-3

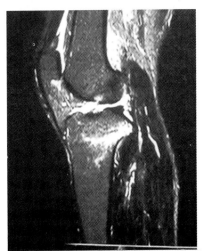
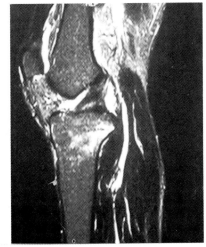

图 3-45-4

辨析:对于膝关节 MRI 检查,常需多角度扫描,以全面判断关节各组织结构是否正常。本案例行定位线内斜15°矢状位扫描可清晰显示交叉韧带,便于诊断。

第十一节 多方位显示

案例46：患者因头疼、头晕数日，行头颅 MRI 扫描。

图 3-46-1：轴位 T2WI 上可见透明隔增宽，脑室略增大。

图 3-46-2：轴位 T1WI 上可见透明隔增宽，脑室略增大。

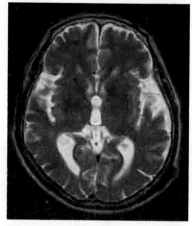 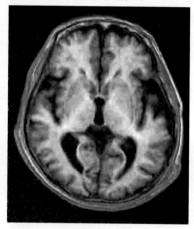

图 3-46-1　　　　　　　　　　图 3-46-2

图 3-46-3：常规矢状位(层厚 6 mm)图像上中脑导水管显示欠佳。

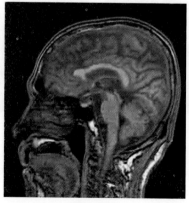

图 3-46-3

图 3-46-4:加扫矢状位图 T2W/3D/DRIVE(层厚 0.7 mm)序列,显示中脑导水管清楚。

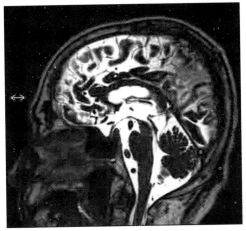

图 3-46-4

辨析:对于常规扫描发现脑室扩大,为排除是否为中脑导水管狭窄或梗死所致,应加扫矢状位 T2W/3D/DRIVE 薄层扫描,以明确诊断。

第十二节 多种技术应用

案例 47：患者脑胶质瘤术前行 MR-DTI 检查。

图 3-47-1：增强扫描，TRA　T1W/3D/TFE。

图 3-47-2：增强扫描，COR　T1W/3D/TFE。

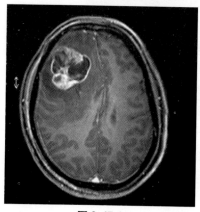

图 3-47-1

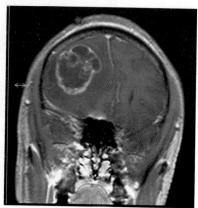

图 3-47-2

图 3-47-3：增强扫描，SAG　T1W/3D/TFE。

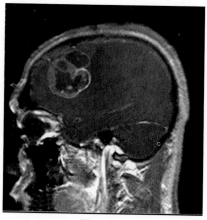

图 3-47-3

图 3-47-4 ~ 3-47-5：DTI 参数有 TR = 5 647 s，TE = 72 s，层厚 4 mm，层数 45，gap = 0，NSA = 2。

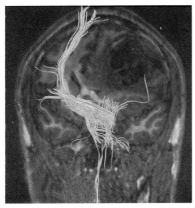

图 3-47-4

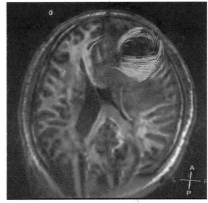

图 3-47-5

辨析：弥散张量成像(diffusion tensor imaging，DTI)及纤维示踪图显示左侧皮质脊髓束、胼胝体纤维示踪良好，无纤维中断及破坏；右侧皮质脊髓束中断。DTI 是一种用于描述水分子扩散方向特征的 MRI 技术，较常规 MRI 可以更清晰地显示脑白质纤维的走形。DTI 是目前唯一可在活体显示脑白质纤维束的无创性成像方法，根据各个梯度方向的水分子信息，可观察白质纤维束的走形、完整性和方向性。因此，MR-DTI 纤维示踪图是目前唯一能在活体无创地、个体化地提供人脑白质纤维结构位置和走形特点的影像学技术。它可以了解病变造成的白质纤维束受压移位、浸润与破坏，为病变的鉴别与诊断提供更多信息；它可以直观地显示肿瘤与其周围的大脑白质纤维之间的关系，从而更好地指导手术，以求最大限度地切除肿瘤组织和保护正常脑组织，为手术方案的制订、术后随访提供依据。

案例48:患者意识不清 1 小时入院,行 MRI 检查。

图 3-48-1:TRA　T2W/TSE 图像。

图 3-48-2:TRA　T1W/FFE 图像。

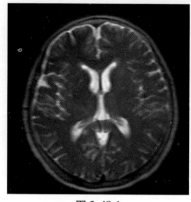 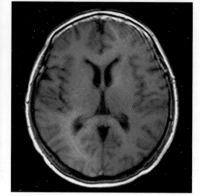

图 3-48-1　　　　　　　　　　图 3-48-2

图 3-48-3:DWI/SSH 图像。

图 3-48-4:ADC 图像。

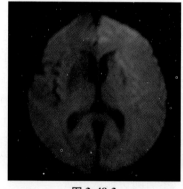 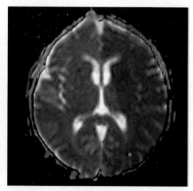

图 3-48-3　　　　　　　　　　图 3-48-4

　　辨析:左侧大脑半球、基底节区可见大片状异常信号影,DWI 呈稍高信号、ADC 呈低信号,T1WI,T2WI 无明显信号改变。诊断为左侧大脑半球、基底节区缺血性脑梗死(超急性期)。因此,DWI,ADC能发现常规 MRI 检查中不能发现的早期病灶。

案例 49：患者右侧肢体活动不利 2 小时，入院行 MRI 检查。

图 3-49-1：TRA　T2W/TSE 图像。

图 3-49-2：TRA　T1W/FFE 图像。

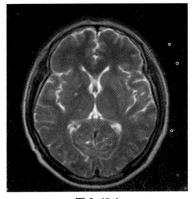

图 3-49-1

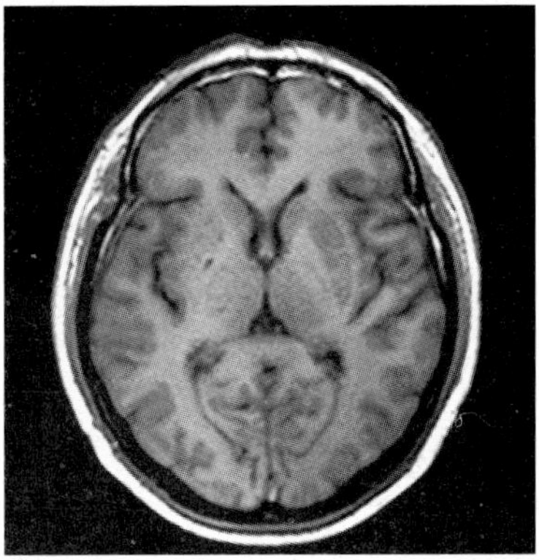

图 3-49-2

图 3-49-3：DWI/SSH 图像。

图 3-49-4：ADC 图像。

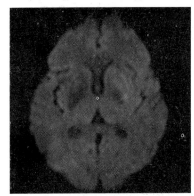
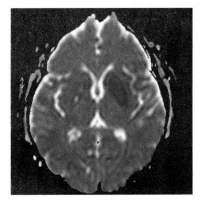

图 3-49-3

图 3-49-4

辨析：左侧基底节可见斑点状异常信号影，T1WI 呈略低信号、T2WI 呈略高信号、DWI 呈高信号、ADC 呈低信号。诊断为左侧基底节急性缺血性脑梗死。在急性缺血性脑梗死中，除常规 MRI 检查外，加做 DWI 和 ADC 更利于急性期病变的检出。

案例 50：患者脑梗死 10 天入院复查，行 MRI 检查。

图 3-50-1：TRA　T2W/DRIVE 图像。

图 3-50-2：TRA　T1W/IR 图像。

图 3-50-3：COR　T2W/FLAIR 图像。

图 3-50-4：DWI/SSH 图像。

图 3-50-5：ADC 图像。

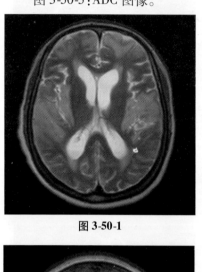

图 3-50-1

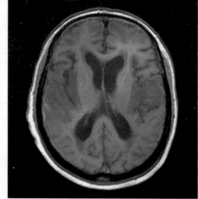

图 3-50-2

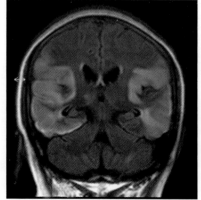

图 3-50-3

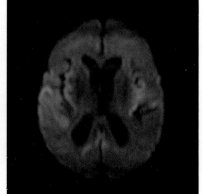

图 3-50-4

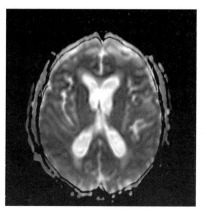

图 3-50-5

　　辨析:本案例患者双侧额叶、颞叶、顶叶及右侧枕叶可见多发斑片状、斑点状异常信号影,T1WI 呈略低信号、T2WI 呈略高信号、DWI 呈高信号、ADC 呈低信号。诊断为双侧额叶、颞叶、顶叶及右侧枕叶亚急性缺血性脑梗死。

案例51:患者右侧肢体活动不利 6 小时,既往有脑梗死病史,入院行 MRI 检查。

图 3-51-1:TRA　T2W/TSE 图像。

图 3-51-2:TRA　T1W/FFE 图像。

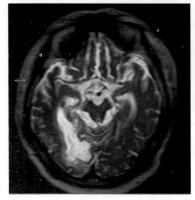 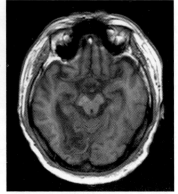

图 3-51-1　　　　　　　　　图 3-51-2

图 3-51-3:DWI/SSH 图像。

图 3-51-4:ADC 图像。

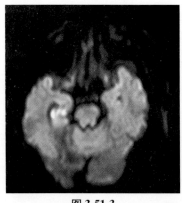 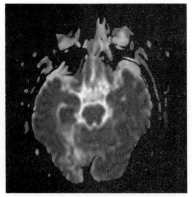

图 3-51-3　　　　　　　　　图 3-51-4

辨析:右侧丘脑可见小斑片状异常信号影,T1WI 呈略低信号、T2WI 呈略高信号、DWI 呈高信号、ADC 呈稍低信号;右侧颞枕叶可见多发斑片状、斑点状异常信号影,T1WI 呈低信号、T2WI 呈高信号;

DWI呈低信号、ADC呈高信号。诊断为右侧丘脑缺血性脑梗死；右侧颞枕叶腔隙性梗死灶、软化灶。本案例加扫DWI序列。DWI即弥（扩）散加权成像，是在MRI常规扫描中加入对称的弥散敏感脉冲，使在施加梯度场方向的水分子运动活跃，从而测量人体水分子随机运动状况。由于该技术成像获得的图像对比度实际反映了组织内水分子的弥散运动状态。扩散速度越快，则信号越弱；扩散速度越慢，则信号越强，因而在图像上形成对比。自由水（如脑脊液、尿液、胆汁）具有最快的扩散速度。当组织发生病变时，如水肿、恶性肿瘤等，细胞间隙变窄，水的弥散程度受限，弥散信号随之增强，从而显示病变。当脑部的血流灌注下降到一定程度后，其中心区由于持续低灌注，造成神经细胞肿胀，细胞生理功能消失，即进入细胞毒性水肿阶段，此时脑血流灌注下降的周围区，灌注量虽然低于正常值，但高于中心值，神经细胞的功能还存在，被称为半暗带，该区域若能及时恢复灌注量，即可恢复正常功能；这一时期一般自发病开始6小时内，被定为超急性期；此时期T2WI与T1WI均无明显信号改变，T2-FLAIR偶可见等信号或稍高信号，因为缺血致弥散功能受限，DWI上可见明显的高信号，ADC为低信号。然后进一步发展，细胞发生不可逆破坏，如受累血管堵塞，水肿进一步加重，神经细胞开始坏死，这一时期称为急性期；此时期T1WI可以出现低信号改变，T2WI表现为高信号，代表脑组织已经出现血管源性水肿，同时因为血管源性水肿参与可以有占位表现，T2-FLAIR为高信号，DWI仍为高信号，ADC图为低信号。1天后，受损部位肿胀，血-脑屏障破坏、血管源性水肿及侧支血管建立，这段时间称为亚急性期；此时期T1WI信号较之前明显降低，ADC为稍低信号或等信号表现，其余序列图像都表现为高信号，说明血管内水分子进入细胞外间隙增加，使自由弥散增多。2周后，梗死区逐渐形成脑软化灶，伴有胶质增生，这一时期称为梗死慢性期；此时期T1WI为低信号或稍低信号，T2WI为高信号，T2-FIAIR、DWI呈低信号或等信号，而ADC为高信号，说明梗死部位已经软化，较周边正常脑组织弥散增强。因此，DWI技术对脑梗死进展的分期具有较高的诊断价值。

案例 52：患者抽搐伴意识不清 20 年，入院行 MRI 检查。

图 3-52-1：TRA　T2W/DRIVE 图像。

图 3-52-2：COR　T2W/FLAIR 图像。

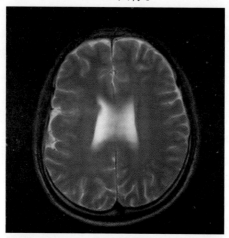

图 3-52-1

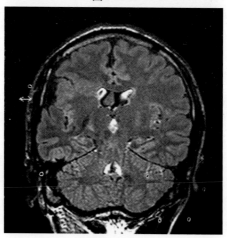

图 3-52-2

图 3-52-3：COR　T1W/IR 图像。

图 3-52-4：Dual IR-TSE（GM-only）图像，其参数为 TR = 11 000 s，TE = 25 s，TI$_1$ = 3 400 s，TI$_2$ = 325 s，NEX = 2。

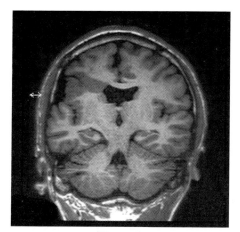

图 3-52-3

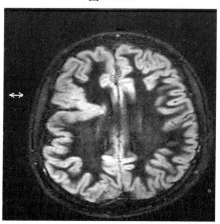

图 3-52-4

　　辨析：右侧额叶局部脑裂增宽、增深，周围可见斑片状异常信号影，在各个序列上呈灰质信号影。双反转快速自旋回波显示脑灰白质，对双反转快速自旋回波 Dual IR-TSE 的两个反转预脉冲的反转时间（inversion time，TI）进行调整，可以选择性抑制脑脊液和脑白质的信号而突出脑灰质的信号；也可抑制脑脊液和脑灰质的信号而突出脑白质的信号。与常规成像技术相比，双反转技术可更清楚地显示脑灰白质。

案例 53：患者头晕 3 年，入院行 MRI 检查。

图 3-53-1：TRA　T2W/DRIVE 图像。

图 3-53-2：TRA　T1W/IR 图像。

图 3-53-3：DWI/SSH 图像。

图 3-53-4：ADC 图像。

图 3-53-5：SWI 图像。

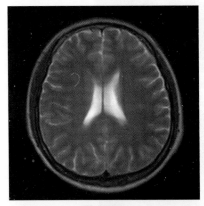

图 3-53-1

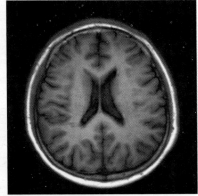

图 3-53-2

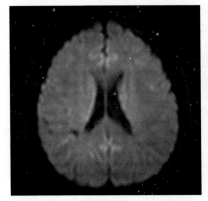

图 3-53-3

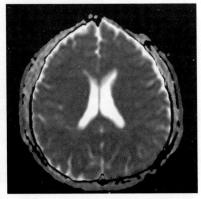

图 3-53-4

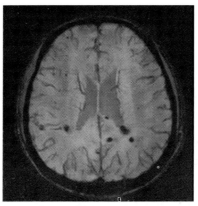

图 3-53-5

辨析：双侧顶叶可见多发团片状、结节状及斑点状异常信号影，于磁敏感加权成像（susceptibility weighted imaging，SWI）序列上呈明显低信号，部分病灶在 T1WI 上呈低信号或高低混杂信号影，在 T2WI 上呈低信号或高低混杂信号，信号不均匀，边界清晰，诊断为脑内多发海绵状血管瘤。因此，通过多序列 MR 扫描可以增加病灶的信息。

案例 54：患者意识不清，四肢无力 2 天，行 MRI 检查（开颅术后）。

图 3-54-1：TRA　T2W/DRIVE 图像。

图 3-54-2：TRA　T1W/IR 图像。

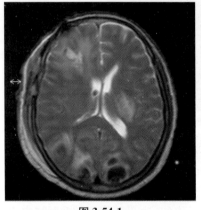
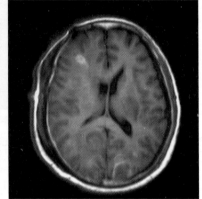

图 3-54-1　　　　　　　　　　图 3-54-2

图 3-54-3：DWI/SSH 图像。

图 3-54-4：ADC 图像。

图 3-54-5：SWI 图像。

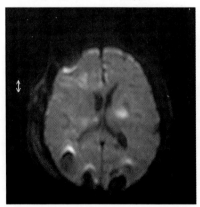
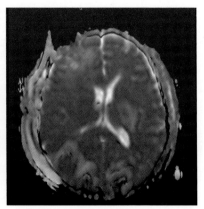

图 3-54-3　　　　　　　　　　图 3-54-4

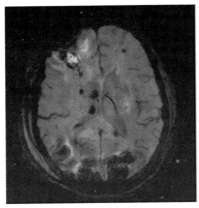

图 3-54-5

辨析:右侧额部局部骨质结构紊乱,邻近右侧额叶可见片状异常信号影,在 T1WI,T2WI 上均呈高信号,邻近脑实质可见条状异常信号影,在 T1WI 上呈等信号及稍低信号,在 T2WI 上呈稍高信号;双侧额、顶、枕叶、左侧颞叶、右侧颞枕交界区、左侧丘脑及桥脑可见多发类圆形异常信号影,在 T1WI 上呈等信号及稍高信号,在 T2WI 上呈低信号,在 DWI 及 ADC 上呈低信号;周围脑实质可见环状异常信号影,在 T1WI 上呈低信号,在 T2WI 上呈高信号,部分异常信号影内可见点状稍高信号影。诊断结果:颅内多发出血性病变,建议 MRI 增强进一步检查;颅脑术后改变。

案例 55：患者因头痛、头晕 2 年,行 MRI 检查。

图 3-55-1：MIP-MRA 图像。

图 3-55-2：TOF-MRA 图像。

图 3-55-3：TRA DWI/SSH 图像。

图 3-55-4：ADC 图像。

图 3-55-5：SWI 图像。

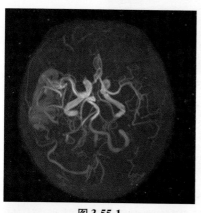

图 3-55-1

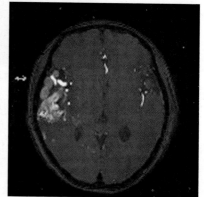

图 3-55-2

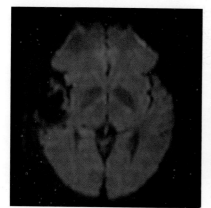

图 3-55-3

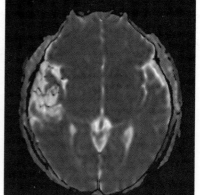

图 3-55-4

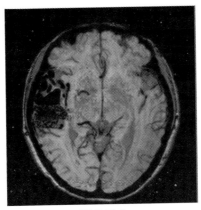

图 3-55-5

辨析: 右侧大脑中动脉走行区可见团状异常信号影,其内可见多发血管影,边界尚清,呈蜂窝状,并可见粗大引流静脉,无占位效应。加扫横断面 SWI 后右侧颞叶可见团片状异常信号影。诊断为右侧颞叶动静脉畸形。本案例加扫 SWI 序列。SWI 是一个三维采集,完全流动补偿、高分辨力、薄层重建的梯度回波序列,其形成的影像对比有别于传统的 T1 加权像、T2 加权像及质子加权像,可充分显示组织之间内在的磁敏感特性的差别,如显示静脉血、出血(红细胞不同时期的降解成分)、铁离子等的沉积等。SWI 对显示含血液代谢物、铁质以及钙化成分等顺磁性物质的中枢神经系统病变的敏感性明显优于常规 T1WI、T2WI 和 FLAIR 序列,较其他常规序列在发现含顺磁性物质病灶中具有更加显著的优势,能检出 CT 和常规 MRI 显示不清或不能检出的病变,不仅能对上述病变做出定性诊断,并且在评价显示病变数目、大小及其范围方面具有明显优势,其特征性表现为病变的诊断提供了更为完整的信息,在显示含顺磁性物质病变方面具有高度的敏感性和特异性,可以作为常规序列的重要补充,为临床提供了一种切实可行的检查手段,为临床治疗方案的确定提供了更多有价值的影像学信息。

案例 56：患者因病毒性脑炎，入院行 MRI 检查。

图 3-56-1：TRA　T2W/DRIVE 图像。

图 3-56-2：T1W/IR 图像。

图 3-56-3：T2W/FLAIR 图像。

图 3-56-4：DWI/SSH 图像。

图 3-56-5：ADC 图像。

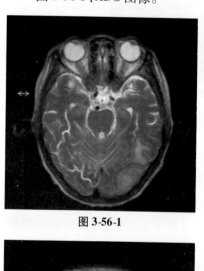

图 3-56-1

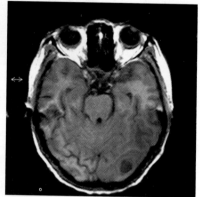

图 3-56-2

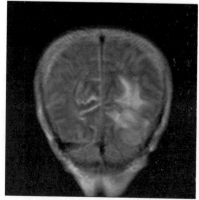

图 3-56-3

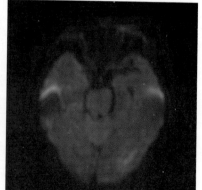

图 3-56-4

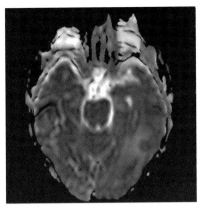

图 3-56-5

　　辨析：左侧枕叶可见团片状异常信号影，T1WI 呈略低信号、T2WI 呈略高信号、DWI 呈高信号、ADC 呈低信号，病灶周围可见不规则 T1WI 稍低信号、T2WI 稍高信号影；诸脑沟于 FLAIR 上信号增高。考虑为脑脓肿伴脑内播散。此案例为 DWI 序列的应用，其应用基础为脑脓肿脓腔内的液态性质。脑脓肿脓腔内为包含炎性细胞、细菌、坏死组织和大量蛋白（如纤维蛋白原）的高黏稠液体，在此类液体中，由于炎性细胞和大分子的大量堆积，造成其细胞外水的浓度较高，水分子的运动速率明显减低，扩散运动受限，使 DWI 呈高信号，ADC 呈低信号。而与其相区别的脑肿瘤坏死囊变腔内只包含肿瘤坏死组织碎屑，无炎性细胞，腔内液体的蛋白含量也较少。因此，腔内细胞外水的浓度较低，对水分子的扩散阻抗减低，水分子的扩散运动相对自由，致 DWI 呈低信号，ADC 呈高信号，ADC 值升高，从而达到鉴别诊断的目的。

案例 57：患者入院前 6 小时突发右侧肢体无力，意识不清，无大小便失禁，既往脑梗死病史多年，行头颅 MRI 检查。

图 3-57-1：DWI（b = 1 000 s/mm²）影像所示左侧额叶及枕叶可见多发斑片状、斑点状高信号及稍高信号影。

图 3-57-2：ADC 影像所示与图 3-57-1 对应部位为低信号及超低信号影。初步判断为左侧额枕叶急性脑梗死，加扫血管序列。

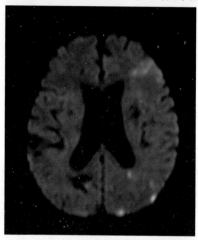

图 3-57-1

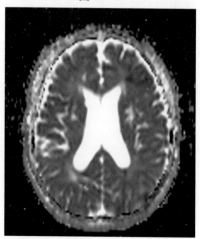

图 3-57-2

图 3-57-3:患者左侧大脑中动脉 M1 段闭塞约 80%。临床诊断为左侧额枕叶急性缺血性脑梗死。

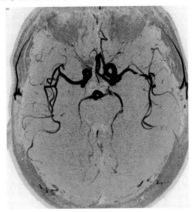

图 3-57-3

辨析:患者有既往脑梗死病史,送至 MR 室呈昏迷状态,四肢无力,病情较严重,常规扫描图像与临床症状稍不符(脑梗死面积显示较小),此时加扫血管序列可见大脑中动脉 M1 段 80% 闭塞。据此进行数字减影血管造影(digital subtraction angiography,DSA)及溶栓等相应治疗,为避免大面积脑梗死争取了时间。

案例 58：患者脑干出血，脑室引流术后 1 周，行头颅 MRI 检查。

图 3-58-1：T2W 图像上脑干可见斑片状高低混杂信号影。

图 3-58-2：T1W 图像上脑干可见斑片状低信号影。

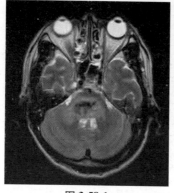 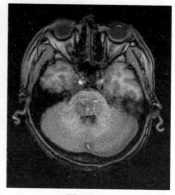

图 3-58-1　　　　　　　　　图 3-58-2

图 3-58-3：因上述两图对于病灶显示欠佳，加扫 SWI 序列，脑干可见斑片状超低信号影，边界清楚。临床诊断为脑干出血（急性期），脑室内积血，脑室引流术后改变。

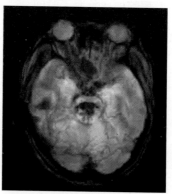

图 3-58-3

辨析：出血患者常规扫描序列对于出血灶范围的显示较差，此时加扫 SWI 序列，对于观察颅内术后演变情况具有较大意义。

案例 59：患者入院前 3 小时，突发左侧肢体无力，昏迷嗜睡，行头颅 MRI 检查。

图 3-59-1：DWI 图像上右侧大脑半球可见大片稍高信号影。

图 3-59-2：ADC 图像上可见大片状超低信号影。

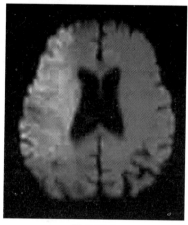

图 3-59-1

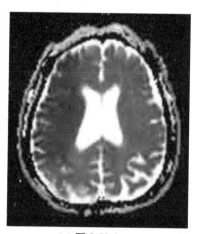

图 3-59-2

辨析：对于重症疑似脑梗死的急诊患者，应用 DWI 序列进行快速扫描，往往可以较早发现异常信号。

案例60：患者因出现癫痫症状,行头颅MRI检查。

图3-60-1：T2WI示右侧半卵圆中心可见斑点状低信号影。

图3-60-2：T1WI示相应部位低信号影,疑似海绵状血管瘤。

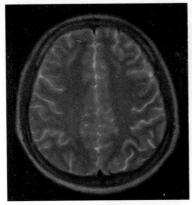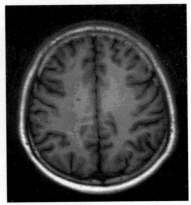

图3-60-1   图3-60-2

图3-60-3：加扫SWI序列,右侧半卵圆中心、双侧颞枕叶可见多发斑点状低信号影。临床诊断为右侧半卵圆中心、双侧颞枕叶多发海绵状血管瘤。

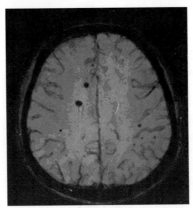

图3-60-3

辨析：对于疑似血管瘤的患者,可以加扫SWI序列以清楚地显示病灶,避免漏诊。

案例 61：患者头痛、头晕伴呕吐，行头颅 MRI 检查。

图 3-61-1：左侧颞枕叶局部脑裂增宽（不明显），邻近侧脑室周围略见斑片状异常信号影，与灰质信号成等信号。

图 3-61-2：加扫 GM-only 灰质成像序列，图像中脑室灰质周围显示清楚，未见异常信号影。

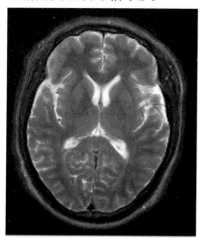

图 3-61-1   图 3-61-2

辨析：对于疑似脑灰质病变的患者，加扫 GM-only 灰质成像序列可以明确诊断。

案例62：患者腹部疼痛数日，行胆系 MRI 检查。

图 3-62-1：轴位 T2WI 上肝脏内可见 2 个类圆形高信号影。

图 3-62-2：T1WI 上可见肝脏内相应部位的类圆形低信号影。

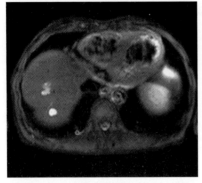 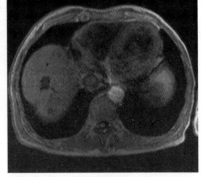

图 3-62-1　　　　　　　　图 3-62-2

图 3-62-3：冠状位 T2WI 上可见肝脏有 2 个类圆形稍高信号影。

图 3-62-4：冠状位 T1WI 上可见肝脏内相应部位的类圆形低信号影。

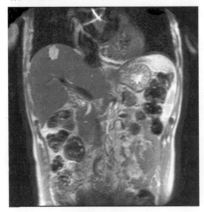 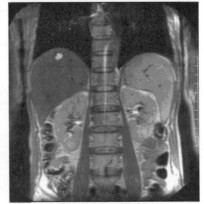

图 3-62-3　　　　　　　　图 3-62-4

图 3-62-5：MRCP 原始图示肝脏内可见类圆形稍高信号影。

图 3-62-6：肝脏内可见类圆形超高信号影。

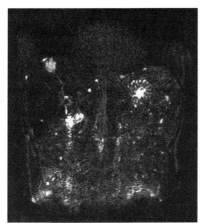

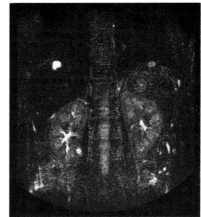

图 3-62-5　　　　　　　　　　　图 3-62-6

　　辨析:对于行腹部扫描的患者,T2WI 示肝脏处可见类圆形高信号影,T1WI 上可见类圆形稍低信号影。加扫磁共振胰胆管成像(magnetic resonance cholangiopancreatography,MRCP)序列,类圆形信号影呈稍高信号,证明此病灶为血管瘤;若呈超高信号,则此病灶为囊肿。本案例临床诊断为肝血管瘤与肝囊肿。

案例 63：患者右侧股骨下段肿胀、疼痛，行股骨 MRI 检查。

图 3-63-1：T2WI 上可见团块状稍高信号影，边界欠清楚。

图 3-63-2：T1WI 上可见团块状稍低信号影。

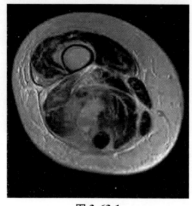 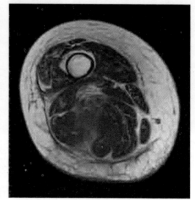

图 3-63-1　　　　　　　　　　图 3-63-2

图 3-63-3：加扫 DWI（b = 1 000 s/mm^2）序列，图像可见团片状高信号影，边界欠清楚。

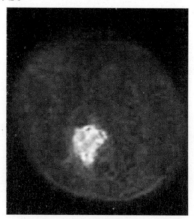

图 3-63-3

辨析：对于常规扫描显示肿瘤病灶时，加扫 DWI 序列更有利于肿瘤定性。

第十三节　运动伪影

案例 64：患者头晕 2 小时，行 MRI 检查。

图 3-64-1：TRA　T2W/TSE 图像。

图 3-64-2：T2W/TSE/MV 图像。

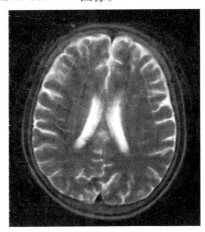

图 3-64-1

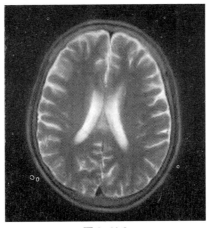

图 3-64-2

辨析： 图 3-64-1 显示患者配合欠佳，有移动模糊伪影。加扫 T2W/TSE/MV 序列可见，T2W/TSE/MV 较 T2W/TSE 明显减少了运动伪影。本案例采用了螺旋桨技术（Propeller 技术，也称刀锋技术 (Blade)）以减少移动模糊伪影，它是 K 空间放射填充技术与快速自旋回波脉冲序列（FSE）或快速反转恢复脉冲序列（FIR）相结合的产物。螺旋桨技术的特点是：① K 空间中心区域有大量的信息重叠，因此图像有较高的信噪比；② K 空间中心区域大量的信号重复，为数据的校正提供了更多的机会；③ 运动伪影不再沿着相位编码方向被重建出来，而是沿着放射状的方向被抛射到 FOV 以外，从而明显减少了运动伪影；④ 由于 Propeller 技术采用的是 FSE 或 FIR，对磁场不均匀不太敏感，与平面回波脉冲序列（EPI）相比，Propeller 技术不易产生磁敏感伪影。在临床的实际应用中，Propeller 技术是克服 MR 成像中运动伪影和磁敏感伪影较好的方法，使不配合的患者获得优质图像成为可能，拓宽了磁共振的临床应用范围。

案例 65：患者突发左侧肢体无力 4 小时余，行头颅 MRI 检查。

图 3-65-1：应用快速扫描序列（T2W-TSE）为 42 秒扫描，图像显示患者躁动移动模糊伪影，致使右侧脑室旁高信号影边界不清楚。

图 3-65-2：T2W-TSE 序列为 9 秒，图像较清晰，右侧脑室斑片状高信号影。

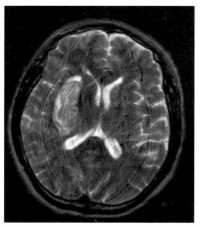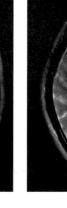

图 3-65-1　　　　　　　　　　　　　图 3-65-2

辨析：对于急诊躁动的患者，应用快速扫描序列，以达到理想的扫描效果。这是因为扫描时间 T = TR × Ny × NEX/ETL，由此可见，扫描时间与重复时间（TR）、相位编码（Ny）、信号平均次数（NEX）、回波链（ETL）有关，所以缩短 TR，适当加大 ETL，扫描整体采集时间会减小。但若回波链过长，则会使模糊伪影变得明显。

案例66：患者因头晕、头痛、吐字不清，行头颅 MRI 检查。

图 3-66-1：因患者运动产生模糊伪影。

图 3-66-2：阻止其运动后扫描，伪影消失。

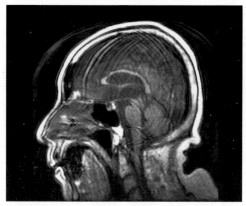

图 3-66-1

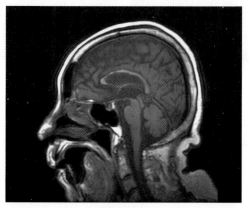

图 3-66-2

辨析：行头颅 MRI 检查，应按 MRI 检查禁忌证做相关准备，尤其要去掉活动性假牙、发卡及颅脑附近相关饰物。向患者讲述检查过程，消除其恐惧心理，争取检查时的配合。对于小儿、不配合患者及幽闭恐惧症者应给予镇静剂，入睡后方可检查。

案例67:患者不适行颅脑MRI检查。

图3-67-1:患者躁动,配合不佳,产生运动伪影。

图3-67-2:患者稳定后扫描,伪影消失。

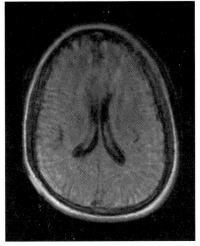 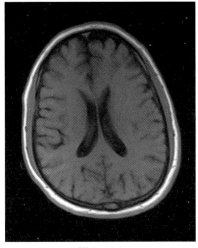

图3-67-1　　　　　　　　　　图3-67-2

辨析:检查前嘱咐患者保持不动。对于意识不清或不能坚持检查而躁动的患者,不能做MRI扫描,待其稳定后再检查,否则产生的运动伪影会影响图像质量及诊断结果。也可通过快速扫描序列的应用,减少扫描时间;或采用去除移动伪影的软件加以克服。

案例68：患者不适行头颅 MRI 检查。

图 3-68-1：因患者躁动、不配合，轴位影像显示运动伪影。

图 3-68-2：轴位采用防止运动的技术后，运动伪影消失。

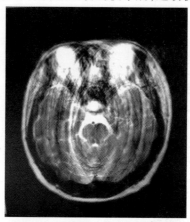

图 3-68-1

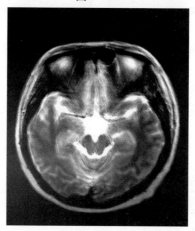

图 3-68-2

辨析：遇到不配合的患者做颅脑 MRI 检查时，一般采用两种方法：一是给患者用药，使其镇静；二是利用去除移动模糊伪影的软件进行扫描。

案例 69：患者因乏力、厌油、纳差、尿黄 1 个月入院，行上腹部 MRI 检查。

图 3-69-1：因患者未屏住气，产生呼吸移动模糊伪影，致使胰管、胆管显示不清。

图 3-69-2：屏气后再次扫描，伪影消失。

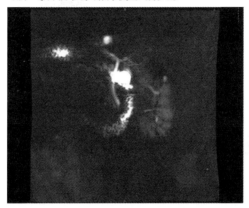

图 3-69-1

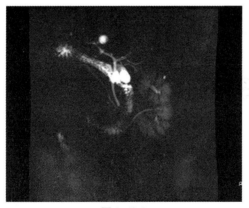

图 3-69-2

辨析：行上腹部 MRI 检查，应按 MRI 检查禁忌证做相关准备，检查前 3 天食素、空腹 8 小时，训练患者屏气，并向其详细说明扫描注意事项，以争取其配合。同理，在做胸部 MRI 检查时亦是如此。

案例70:患者上腹疼痛,乏力,行上腹部 MRI 检查。

图 3-70-1:因患者呼吸不均匀,产生运动伪影。

图 3-70-2:在扫描时嘱患者屏气,伪影消失。

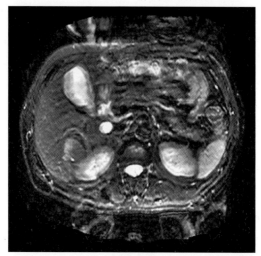

图 3-70-1

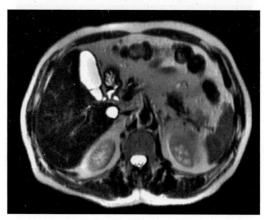

图 3-70-2

辨析:行上腹部 MRI 检查,一般采用案例69 中做法。若采用呼吸门控触发扫描,则要求患者均匀呼吸。

案例 71:患者不适行腹部 MRI 检查。

图 3-71-1:腹部呼吸触发 T2WI,因患者呼吸频率及幅度不规则,出现运动伪影。

图 3-71-2:采用单次激发快速自旋回波脉冲序列,一次屏气完成,伪影消失,图像清晰度提高。

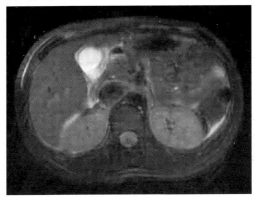

图 3-71-1

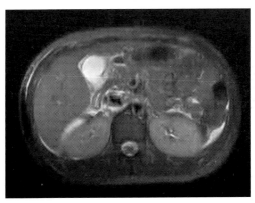

图 3-71-2

辨析:对于呼吸不能控制的患者行胸、腹部 MRI 检查时,可以考虑采用呼吸门控技术,应用快速扫描序列,一次屏气完成检查,可降低运动伪影对图像的干扰,提高图像质量;也可以采用降低运动伪影的相关软件进行扫描。

案例 72：患者不适行腹部 MRI 检查。

图 3-72-1：肝囊肿因呼吸运动，出现运动伪影。

图 3-72-2：采用单次激发快速自旋回波序列，伪影消失，图像清晰度提高。

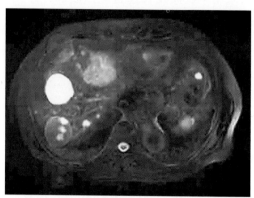

图 3-72-1

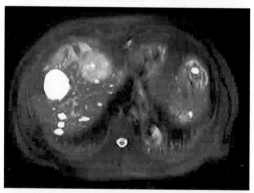

图 3-72-2

辨析：行胸腹部扫描时，因呼吸移动造成模糊伪影往往会干扰诊断。通常嘱患者屏气扫描；也可通过缩短扫描时间进行扫描，或采用单次激发快速自旋回波序列，这两种方式无需屏气。采用上述方式中的任一种都会使伪影消失，图像清晰度提高。此外，也可以通过螺旋桨技术消除运动伪影。

第十四节　磁敏感伪影

案例 73：患者多饮多食，发现血糖偏高 28 年余，行头颅
MRI 检查。

图 3-73-1：因患者未去除铁磁性物质产生伪影。

图 3-73-2：去除铁磁性物质后，伪影消失，图像清晰。

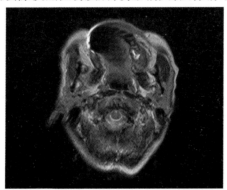

图 3-73-1

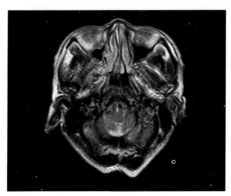

图 3-73-2

　　辨析：行头颅 MRI 检查，应按其检查禁忌证做相关准备，尤其要
在去除活动性假牙、发卡及颅脑附近相关饰物后方可进行检查。

案例 74：患者突发抽搐,吐字不清 2 天,伴神志不清 1 天,行头颅 MRI 检查。

图 3-74-1：因患者未去除铁磁性物质产生伪影。

图 3-74-2：去除铁磁性物质后,伪影消失。

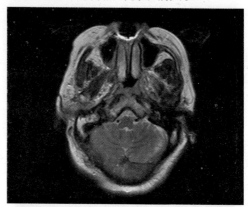

图 3-74-1

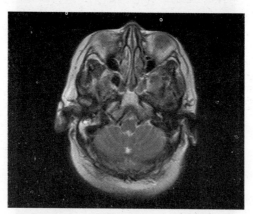

图 3-74-2

辨析：行头颅 MRI 检查,按其检查禁忌证做相关准备。其他病例同理,图 3-74-3 ~ 3-74-6 中患者的冠状位 T2WI 上,肝顶区有一片稍低信号区域,周围有一圈低信号环,为金属伪影所致。图 3-74-7 ~ 3-74-10 为去除金属后伪影消失的影像。

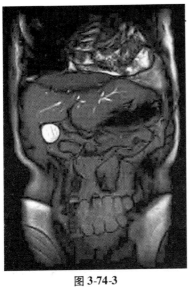

图 3-74-3

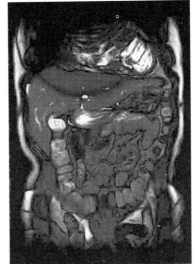

图 3-74-4

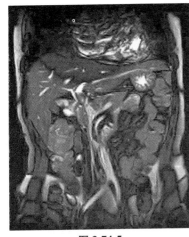
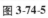

图 3-74-5

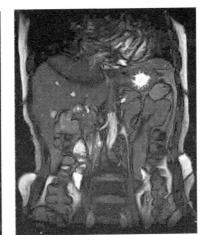

图 3-74-6

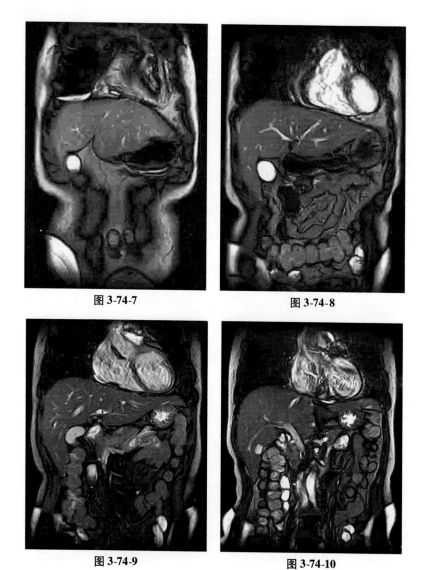

图 3-74-7

图 3-74-8

图 3-74-9

图 3-74-10

案例 75：患者不适行头颅 DWI 检查。

图 3-75-1：颅底 DWI，采用平面回波脉冲序列（echo planar imaging，EPI）扫描，假牙产生磁敏感伪影，图像变形。

图 3-75-2：颅底 DWI，采用螺旋桨技术扫描，磁敏感伪影得到改善。

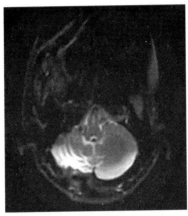

图 3-75-1

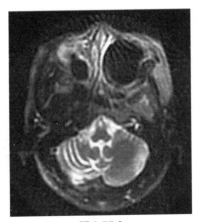

图 3-75-2

辨析：对于不能配合检查的患者以及具有磁敏感性伪影的患者，可以通过螺旋桨技术扫描，将磁敏感伪影或移动伪影降到最低。

案例 76：患者因不慎扭伤右膝关节，活动受限，临床考虑交叉韧带损伤，申请 MRI 检查。

图 3-76-1～3-76-2：金属伪影比较严重。

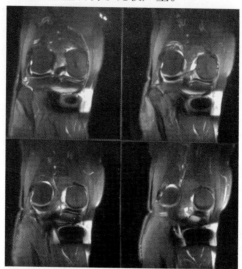

图 3-76-1

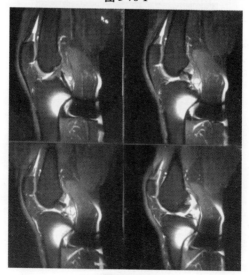

图 3-76-2

图 3-76-3～3-76-4:膝关节行 X 线检查,见胫骨后方软组织内有一个小点状高密度影,证实磁共振图像上有金属伪影。

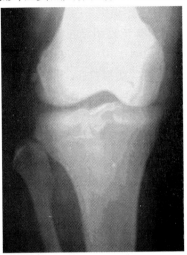

图 3-76-3

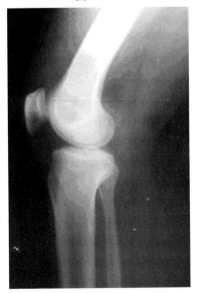

图 3-76-4

辨析:在 MRI 中,金属伪影是比较严重的伪影之一。金属异物破坏了扫描部位的磁场均匀性,在它的周围,组织信号缺失、异常、变形,致图像扭曲、变形或失真,无法观察组织是否存在病变。甚至还会造成伤人、毁机器的危险。本案例 MRI 出现明显的伪影,在膝关节 X 线摄影中,见胫骨后方软组织内,有一个小点状高密度影,证实 MRI 上为金属伪影。其他病例同理,图 3-76-5 可见金属伪影,图 3-76-6 ~ 3-76-7 的 CT 颅脑的脑组织窗及骨窗显示有点状金属伪影,图 3-76-8 为胸罩扣造成的金属伪影,图 3-76-9 为去除金属后伪影消失。

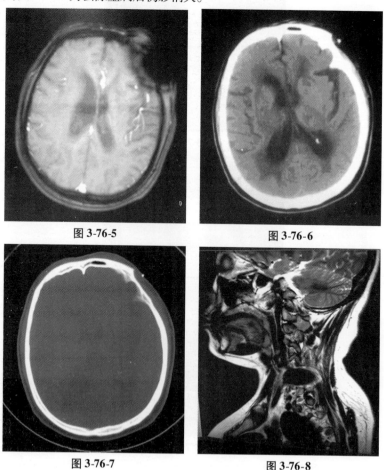

图 3-76-5   图 3-76-6

图 3-76-7   图 3-76-8

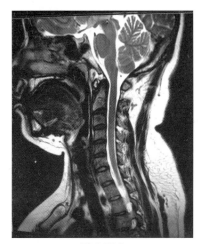

图 3-76-9

第十五节　卷褶伪影

案例 77：患者头昏、头痛 20 余年，行头颅 MRI 检查。

图 3-77-1：因扫描参数运用不当产生卷褶伪影。

图 3-77-2：加大 FOV，卷褶伪影消失。

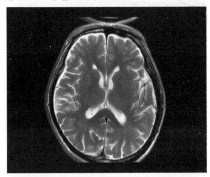

图 3-77-1

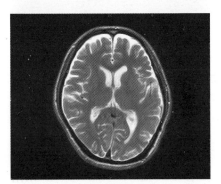

图 3-77-2

　　辨析：卷褶伪影是被检查的解剖部位的大小超出了视野范围，视野范围以外部分解剖部位的影像移位或卷褶到 FOV 内的另一端。消除伪影措施有：加大 FOV，改变相位编码。

案例 78：患者因左侧面肌痉挛，行头颅 MRI 检查。

图 3-78-1：因扫描参数运用不当产生卷褶伪影。

图 3-78-2：加大 FOV，卷褶伪影消失。

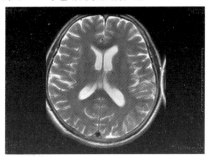

图 3-78-1

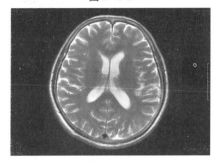

图 3-78-2

　　辨析：行头颅 MRI 检查，按 MRI 检查禁忌证做相关准备。图 3-78-3 ~ 3-78-4 因 FOV 过小而产生卷褶伪影，图 3-78-5 ~ 3-78-6 为加大 FOV 后，卷褶伪影消失。

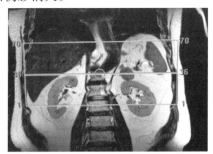

图 3-78-3

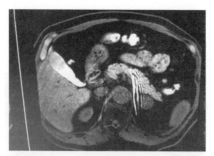

图 3-78-4

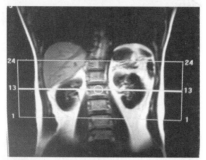

图 3-78-5

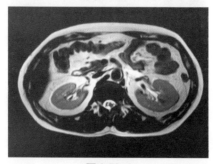

图 3-78-6

案例 79：患者不适行颅脑 MRI 检查。

图 3-79-1：因扫描参数不当产生卷褶伪影。

图 3-79-2：加大 FOV，伪影消失。

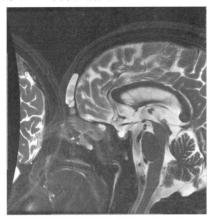

图 3-79-1

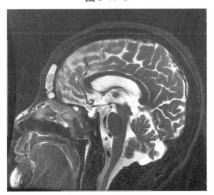

图 3-79-2

辨析：机器不能识别带宽以外的频率，任何超出范围外的频率将同带宽内的一个频率相混叠。其特点是：频率、相位方向均可出现，视野一侧 FOV 以外的信号叠加在另一侧的 FOV 内。3D 也可出现在层面选择方向上，最后一层可叠加到第 1 层。消除伪影的措施有：通过加大 FOV 或饱和脉冲，MRI 在采集图像时，相位编码方向的 FOV 一定要包全整个扫描组织，否则 FOV 以外的信号会叠加在另一侧形成卷褶伪影。

案例80：患者因颈部不适，颈肩痛2周就诊，双手无麻木症状，无外伤史，行颈部MRI检查。

图3-80-1～3-80-6：行颈部轴位图像扫描时，产生卷褶伪影，影响诊断。

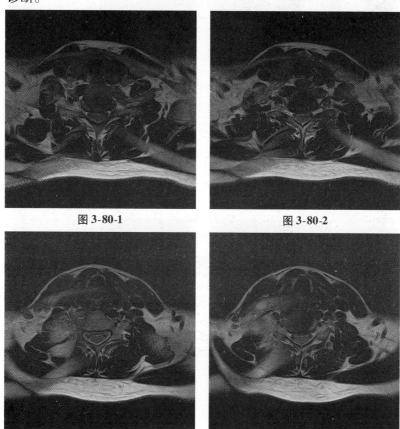

图 3-80-1

图 3-80-2

图 3-80-3

图 3-80-4

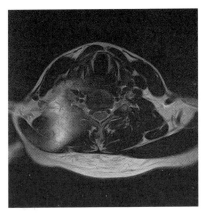

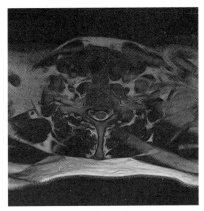

图 3-80-5 图 3-80-6

图 3-80-7 ~ 3-80-12：改变相位编码方向，即将左右方向改为前后方向扫描，去除卷褶伪影。

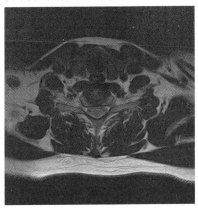

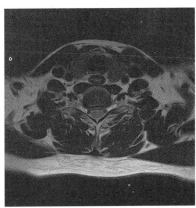

图 3-80-7 图 3-80-8

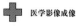

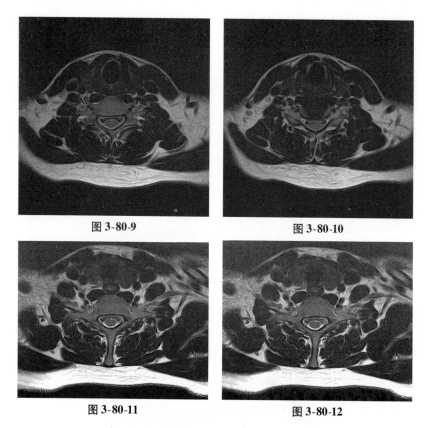

图 3-80-9　　　　　　　　　　　　图 3-80-10

图 3-80-11　　　　　　　　　　　　图 3-80-12

辨析:行颈部轴位图像扫描时,靠近肩部的图像,会在左右方向上产生卷褶伪影,即肩部组织的影像进入到颈椎椎间盘的图像内,影响诊断。为此,可以改变相位编码方向,以去除卷褶伪影。

案例 81：患者因外伤致左膝部疼痛 1 日，行膝关节 MRI 检查。

图 3-81-1：图像有伪影，欠清晰。

图 3-81-2：增大 FOV，变换相位编码方向扫描，图像有所改善。

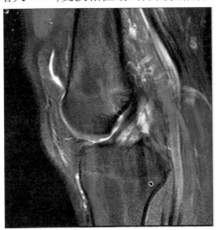

图 3-81-1

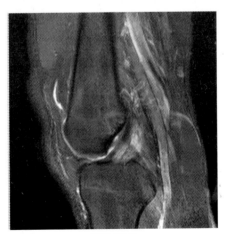

图 3-81-2

　辨析：对于卷褶伪影明显的图像，增大 FOV 或变换相位编码方向可以减轻伪影对图像的影响。

第十六节　交叉伪影

案例82：患者因眼部疼痛数日，行眼部 MRI 检查。

图 3-82-1：交叉伪影较重，图像模糊。

图 3-82-2：上述序列扫描定位图。

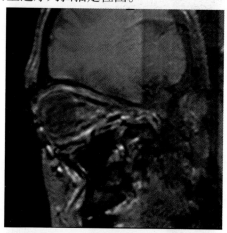

图 3-82-1

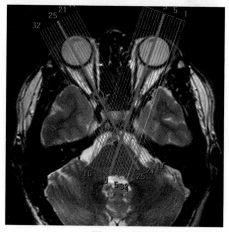

图 3-82-2

图 3-82-3:图像较清晰,无交叉伪影存在。

图 3-82-4:上述序列扫描定位图。

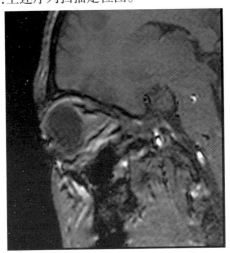

图 3-82-3

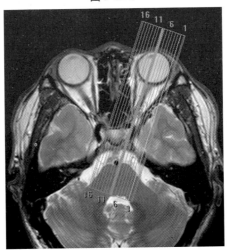

图 3-82-4

辨析:斜矢状位 MRI 扫描时,应分别行单眼眶扫描,否则交叉伪影严重影响诊断。

案例83：患者外伤致颈部疼痛数日，行颈椎 MRI 检查。

图 3-83-1：图像模糊，存在交叉伪影。

图 3-83-2：上述序列扫描定位图。

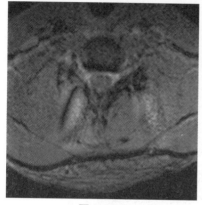

图 3-83-1　　　　　　　　　　图 3-83-2

图 3-83-3：交叉伪影消失，图像清晰。

图 3-83-4：上述序列扫描定位图。

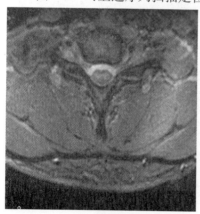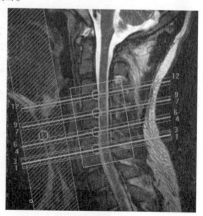

图 3-83-3　　　　　　　　　　图 3-83-4

辨析：对于颈椎 MRI 扫描的患者，进行体位设计时，一定要将患者的颈部放平，否则会有交叉伪影的存在，使图像质量下降。

第十七节 拉链状伪影

案例84：患者不适行腰椎MRI检查。

图3-84-1：扫描中心、线圈中心、磁场中心不一致，产生拉链状伪影。

图3-84-2：扫描中心、线圈中心、磁场中心一致，拉链状伪影消失。

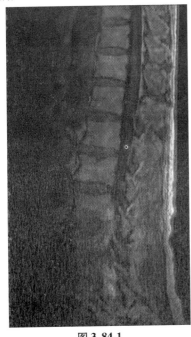

图3-84-1　　　　　　　　　　图3-84-2

辨析：在MRI检查中，应使扫描中心、线圈中心、磁场中心尽可能一致。当扫描中心、线圈中心、磁场中心不一致时，产生拉链状伪影；扫描中心、线圈中心、磁场中心一致时，拉链状伪影消失。

第十八节 后处理技术

案例85：患者不适行颈部MRA检查。

图3-85-1：未注射对比剂，3段图像拼接的颈部MRA，背景没有进一步调试，形成一块状低信号区。

图3-85-2：背景调试一致后的颈部MRA，其背景信号一致。

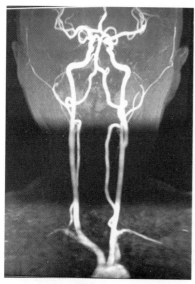 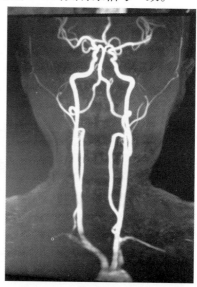

图3-85-1 图3-85-2

辨析：只有把3段血管的对比度都调试一致，其拼接后的图像才能形成一个完整的颈部血管图像。

（陈学峰 陈振涛 韩玉娟 张 乐 刘小艳 黄小华 范跃星 宋其韬 王 骏）

第四章
DSA 成像技术案例对照辨析

第一节 体位设计

案例1：患者因外伤致下肢动静脉瘘，行 DSA 检查。

图 4-1-1：下肢动脉造影，正位股动脉与股静脉重叠，瘘口显影欠佳。

图 4-1-2：斜位清晰显示瘘口及静脉系统。

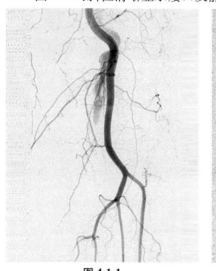 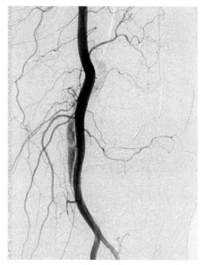

图 4-1-1　　　　　　　　　图 4-1-2

辨析：行动脉造影观察下肢动静脉瘘时，瘘口的显示对于外科手术或介入治疗较为重要，可以采取斜位造影，避免股动脉与股静脉重叠，以清晰地显示瘘口。

第二节 多路径显示

案例 2:患者因脑梗死,行 DSA 检查。

图 4-2-1:采用经桡动脉进行脑血管造影,采用猪尾导管经右侧桡动脉行主动脉弓造影。

图 4-2-2:右侧椎动脉造影情况。

图 4-2-3:左侧锁骨下动脉造影情况,可见左侧椎动脉开口狭窄。

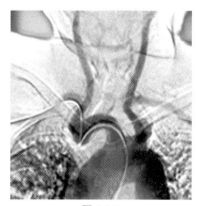 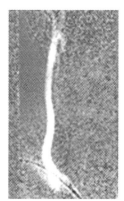

图 4-2-1 图 4-2-2

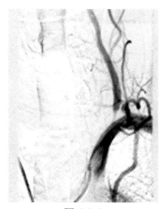

图 4-2-3

　　辨析：临床上，脑血管造影常规经股动脉穿刺。有些患者不宜行股动脉穿刺，如有腹股沟皮肤炎症，髂股动脉严重迂曲、狭窄或闭塞，主动脉严重病变等，可以考虑经桡动脉途径进行脑血管造影。操作时应注意：避免动作粗暴，以免发生血管痉挛导致插管失败，或出现血管损伤；在电视透视下送入导丝和导管，避免导丝或导管进入桡动脉分支，穿破动脉壁。

案例 3:患者因脑梗死,行 DSA 检查。

图 4-3-1:脑血管造影常规选择颈动脉难度较大,主动脉弓造影显示该患者为Ⅲ型主动脉弓。

图 4-3-2:将 Simmon Ⅱ造影导管成型后成功选择颈动脉完成脑血管造影,这是导管插入右侧颈动脉的情况。

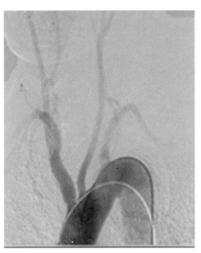
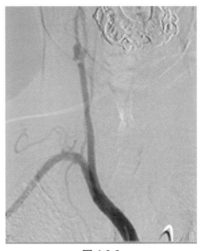

图 4-3-1   图 4-3-2

辨析:成功的血管介入放射诊治操作首先取决于对靶血管解剖的充分了解。脑血管造影及介入治疗最重要的是识别主动脉弓的类型及大血管的结构。根据无名动脉和主动脉弓的关系,将主动脉弓分为 3 型:Ⅰ型主动脉弓——3 条大血管处于主动脉弓外弧的同一水平面上;Ⅱ型主动脉弓——无名动脉从主动脉弓外弧与内弧之间的水平面发出;Ⅲ型主动脉弓——无名动脉从主动脉弓内弧之下的水平面发出。靶血管发出位置越低,导管进入颈动脉的难度越大,操作的难度与风险也越大。临床实际操作中,如果选择颈动脉难度大、时间长,应及时行主动脉弓造影,了解主动脉弓类型,更换导管并塑形,再选择颈部血管造影。

案例4：患者因原发性肝癌，行 DSA 检查。

图 4-4-1：介入治疗时腹腔动脉造影见肝动脉纤细，主要供应左肝，右肝未见肝动脉走行，肝内病灶未见显示。

图 4-4-2：肠系膜上动脉造影显示副肝动脉来源于肠系膜上动脉。

图 4-4-3：超选择动脉造影见肝右叶由来源于肠系膜上动脉的副肝动脉供血，并显示出病灶染色。

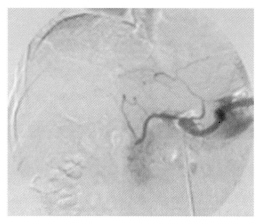

图 4-4-1

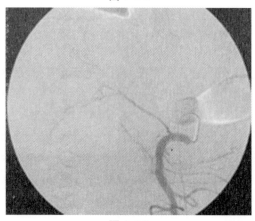

图 4-4-2

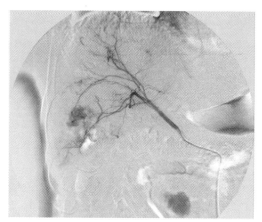

图 4-4-3

辨析:对肝脏行 DSA 检查时,如出现肝动脉分布不全、肝内病灶未见显示、DSA 结果与临床或其他影像检查结果不相符合的情况,应行常规肠系膜上动脉造影,观察肝动脉是否变异。

第三节　时间显示

案例5：患者因蛛网膜下腔出血，行 DSA 检查。

图 4-5-1 ~ 4-5-2：脑血管 DSA 检查未见异常。

图 4-5-3 ~ 4-5-4：3 周后复查左颈动脉，DSA 清楚显示左后交通动脉瘤。

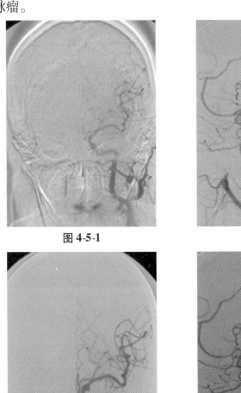

图 4-5-1　　　　　　　　　　图 4-5-2

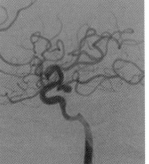

图 4-5-3　　　　　　　　　　图 4-5-4

辨析:全脑血管 DSA 检查是蛛网膜下腔出血病因学诊断的重要检查手段。DSA 既可以明确动脉瘤的部位、大小、数目,又可以了解侧支循环情况,对诊断及治疗方案的选择均具有较大的价值。蛛网膜下腔出血时,在多数情况下通过全脑血管造影就能明确其病因,但仍有少部分患者(4% ~27%)初次全脑血管数字减影血管造影检查呈阴性,从而影响疾病的诊断与治疗。标准脑血管造影均呈阴性的主要原因包括脑血管痉挛、窄颈动脉瘤及动脉瘤内血栓的形成、微小动脉瘤等。此外,高血压动脉硬化引起脑动脉脆性增加,血压突然增高等因素可导致某些小血管破裂(如豆纹动脉或丘脑穿动脉渗血),全脑血管造影可无阳性发现。因此,临床高度怀疑脑动脉瘤,初次 DSA 检查未见异常,应注意在恰当时机复查脑血管 DSA。

案例6:患者主动脉夹层,行 DSA 检查。

图 4-6-1:主动脉造影(斜位)清楚显示瘘口。

图 4-6-2:带膜支架置入后复查造影见瘘口封闭效果理想。

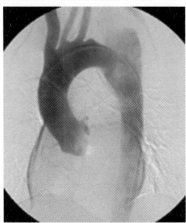

图 4-6-1

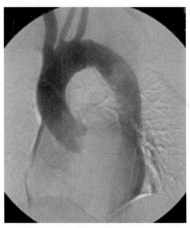

图 4-6-2

辨析:主动脉造影斜位可以清楚显示主动脉弓分支及主动脉病变情况,对于介入术后往往也需再次造影,以检测手术效果。

案例 7：患者因原发性肝癌，行 DSA 检查。

图 4-7-1：经导管动脉栓塞术（transcatheter arterial embolization，TAE）治疗后复查 DSA 见肝内肿瘤染色消失，肝动脉及分支迂曲推移。

图 4-7-2：1 个月后复查 DSA 见肝动脉闭塞。

图 4-7-3：肠系膜上动脉造影来源于胰十二指肠动脉弓的侧支血管，经胃十二指肠动脉—肝动脉供应肝脏。

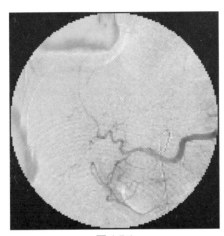

图 4-7-1

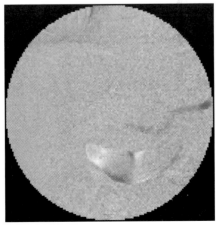

图 4-7-2

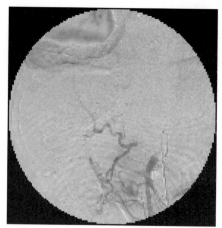

图 4-7-3

辨析:肝动脉插管、外科手术等可能导致肝动脉闭塞。肝动脉闭塞将出现肝脏侧支循环,且多来源于肠系膜上动脉、膈下动脉。DSA可以清晰显示肝动脉闭塞后侧支循环情况,对肝脏疾病的诊治具有指导价值。

案例 8：患者肝硬化门静脉高压，行 DSA 检查。

图 4-8-1：行间接门静脉造影术，选择性肠系膜上动脉插管成功后影像。

图 4-8-2：经导管注射血管扩张剂（恺时）后，DSA 清晰显示门静脉及其分支。

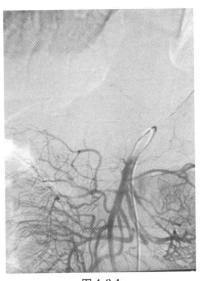

图 4-8-1　　　　　　　　　图 4-8-2

辨析：行间接门静脉造影时，选择性肠系膜上动脉或脾动脉插管成功后，经导管注射血管扩张剂可以增加门静脉血流，再行 DSA 检查，可以较好地显示门静脉情况。

第四节　3D 显示

案例 9: 患者蛛网膜下腔出血,行 DSA 检查。

图 4-9-1 ~ 4-9-2:脑血管 DSA 常规正位、侧位病灶显示不清。

图 4-9-3 ~ 4-9-4:3D DSA 清晰显示出右侧后交通动脉瘤及其与载瘤动脉的关系。

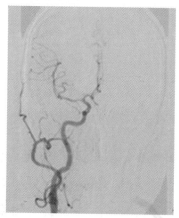

图 4-9-1

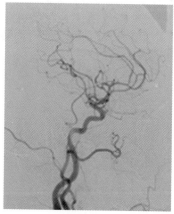

图 4-9-2